쓸모 있는
몸을 만드는
스트레칭

쓸모 있는 몸을 만드는 스트레칭

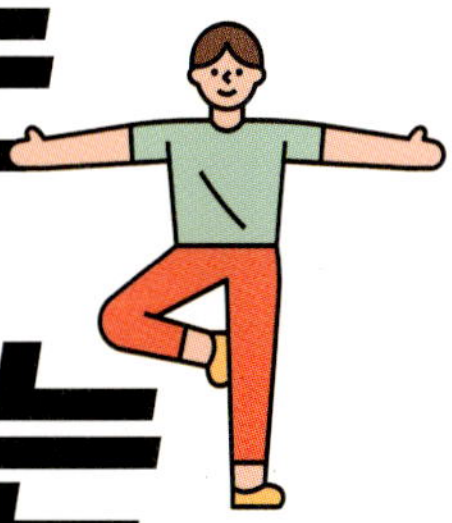

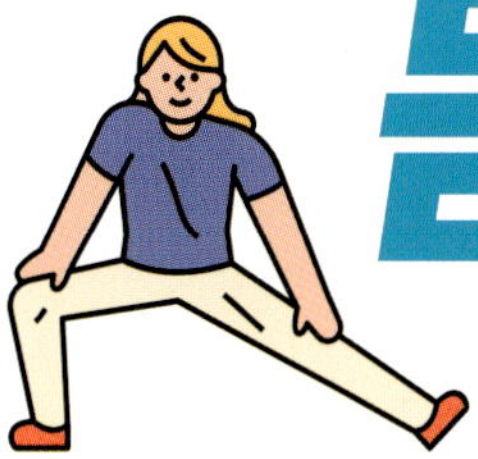

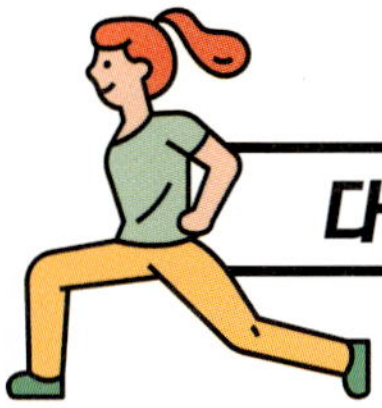

다이어트, 통증 완화, 숨은 키를 찾아주는

스트레칭 조이 김성종·남기민 지음

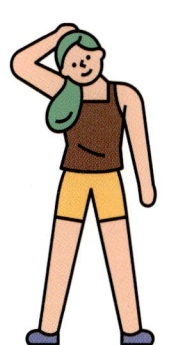

Booksgo

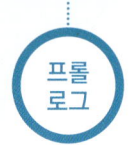

스트레칭도 운동이다

여러 직업을 거치면서 스트레칭이 우리 몸에 꼭 필요한 운동이라는 것을 깨닫게 되었습니다. 하지만 사람들이 스트레칭을 정말 쉽게 생각한다는 것도 알게 되었습니다.

스트레칭을 사람들에게 가르치겠다고 생각하였지만 시작은 소소했습니다. 스트레칭 샵을 오픈한다고 하였을 때 "스트레칭 샵이 뭐예요?" "스트레칭을 왜 돈 주고 배워요?"라는 반응이 많았기 때문입니다. 하지만 사람들의 의심을 받으며 한 평짜리 조그만 오피스텔에서 시작한 스트레칭 샵이 일 년 만에 50평 스튜디오가 되었습니다.

꾸준히 사람들과 소통하며 스트레칭을 전파하기 위해 노력했습니다. 그러자 서서히 다리 찢기와 스트레칭의 효과가 나타났습니다. 스트레칭으로 몸의 균형이 바로 잡히고 안 되던 동작이 자연스럽게 되는 것을 경험하면서 스트레칭에 대한 확신이 더욱 생겼습니다. 스트레칭을 꾸준히 하면서 라운드숄더가 개선되고, 통증이 줄어들고, 골반이 교정되고, 다리라인이 예뻐지고, 다이어트가 되는 사람들이 늘었고 이런 모습을 보며 스트레칭이 사람들에게 꼭 필요하다는 확신이 들었습니다.

스트레칭 하면 떠오르는 말 4가지가 있습니다. 바로 노력, 고통, 인내, 성취입니다.
목적을 이루기 위해 애를 쓰는 노력, 근육을 늘이며 느끼는 고통, 그 고통을 이겨내는 인내, 마지막으로 목적이 이루어지는 성취입니다. 스트레칭을 통해 이 4가지를 느끼며 극복하는 모습을 저는 자주 보았습니다.

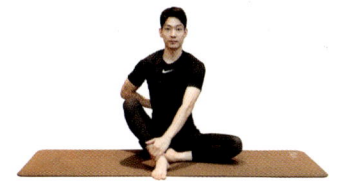

    스트레칭을 하러 오는 분들은 몸이 이렇게 가볍고 유연하게 움직일 수 있다는 것을 처음 알게 되었다는 말을 자주 합니다. 서고, 눕고, 걷는 반복적인 자세로 인해 우리 몸은 뻣뻣하게 굳어졌습니다. 스트레칭은 자연스럽게 굳은 몸을 풀어줄 수 있습니다. 단순한 준비운동이 아니라 일상생활에서 사람들에게 꼭 필요한 운동입니다.

    스트레칭은 누구나 가능하고 늦은 시작도 없습니다. 포기하지 않는다면 몸의 변화는 꼭 나타납니다. 스트레칭은 운동이며 스트레칭으로 몸과 삶의 유연성까지 만들어주는 일상생활에서 정말 필요한 운동입니다.

    스트레칭의 중요성을 전하기 위해 이 책을 썼습니다. 그래서 이 책에서 설명하는 동작들은 기초가 되는 동작이 많습니다. 처음에는 기초 동작도 잘 안 될 수 있지만 반복적으로 동작을 하다보면 몸이 회복되어 가는 것을 경험할 수 있을 것입니다. 몸의 회복은 단순한 동작들을 꾸준히 따라하는 것에서 시작됩니다.

스트레칭 조이 *김성종, 남기민*

추천사

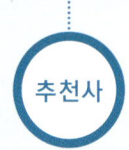

두산 베어스 투수 **장원준**

고관절이 움직일 수 있는 범위를 넓히고 싶어 스트레칭을 시작했습니다. 운동을 하기 때문에 매일 같이 스트레칭을 하지만 스트레칭을 배우면서 기존에 해왔던 스트레칭과는 다르게 또 다른 자극을 주는 신세계를 느꼈습니다. 그동안 '스트레칭을 체계적으로 하지 못한 부분이 있구나' 생각하게 되었고 스트레칭의 중요성을 한 번 더 깨닫게 되었습니다. 그동안 근육 훈련에만 집중을 해서 어깨와 하체의 근육이 딱딱해졌지만 스트레칭을 하면서 많이 부드러워졌습니다. 앞으로도 경기에 도움이 되도록 꾸준하게 스트레칭을 할 생각입니다. 많은 사람들이 스트레칭의 중요성을 알 수 있도록 저 또한 경기력에서 꼭 보여드리겠습니다.

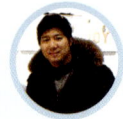

트로트 가수 **서인아**

스트레칭으로 다이어트뿐만 아니라 몸의 순환이 좋아지고 자세교정까지 할 수 있었습니다. 똑똑하게 몸 관리를 할 수 있는 방법을 알게 되어 너무 기쁩니다. 요즘은 일어나서 스트레칭을 10분씩 하고 하루 일과를 시작하는 좋은 습관까지 생겨서 하루하루 건강해지는 기분이 듭니다. 스트레칭 최고~

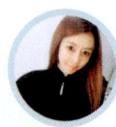

모델 **이루영**

평소 요가나 필라테스를 좋아했지만 유연성이 부족해 동작이 제대로 나오지 않았습니다. 그러다 보니 열심히 하지 않게 되었습니다. 처음에는 스트레칭으로 무작정 다리를 찢어보자 하고 생각했습니다. 그런데 스트레칭을 하다 보니 다리찢기보다는 몸의 밸런스가 돌아오고 건강이 좋아졌습니다. 스트레칭만 꾸준히 했을 뿐인데 지금은 고질병이던 허리 통증도 좋아졌습니다. 스트레칭은 사랑입니다~~♡

모델 **정한솔**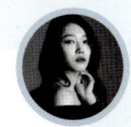

저는 친한 선배님의 권유로 스트레칭을 배우기 시작했습니다. 처음 시작할 때에는 스트레칭이 과연 운동이 될까 생각했지만 끝나고 나니 몸에 열이 오르고 땀이 나는 것에 놀랐습니다. 스트레칭은 유연성뿐만 아니라 근력 강화에도 도움이 된다는 것을 느끼고 있습니다.

모델 **최은정**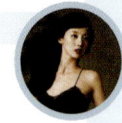

몸매 관리를 위해 웨이트 운동을 꾸준히 해왔는데 하고 나면 몸이 뻐근하고 근육이 많이 뭉치기도 했습니다. 하지만 근막을 풀어주고 유연성을 더해주는 스트레칭을 통해 근육이 뭉치지 않고 몸이 많이 가벼워지는 것을 느꼈습니다. 더불어 마음까지 건강해지는 기분이 들었습니다. 운동의 시작과 끝은 항상 스트레칭으로!

모델 **전은주**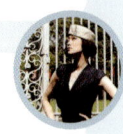

임신과 출산을 하면서 체중은 늘어났고 틀어진 자세로 굳어버린 몸을 바로 잡기 위해서 스트레칭을 시작했습니다. 스트레칭을 생각했을 때 단순히 몸을 이완하는 것만 생각했는데 마사지를 받고 온 것처럼 몸도 가볍고 너무 시원했습니다. 스트레칭을 하면서 뻣뻣했던 몸이 굉장히 좋아지고 어깨 결림과 두통도 많이 좋아졌습니다. 여러분들도 스트레칭으로 건강해지세요!! 하루의 시작과 끝은 스트레칭!!

모델 **최영지**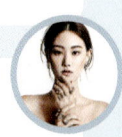

유연성이 너무 부족해서 스트레칭을 하게 되었습니다. 스트레칭을 하면서 가장 크게 느낀 부분은 뭉쳐있던 근육이 풀리는 느낌이 든다는 것이었습니다. 스트레칭을 할 때에는 고통스러운 순간도 많았지만 전체적으로 몸이 풀려서 정말 좋았고, 어느 부위를 운동하고 있는지 알게 되면서 운동을 제대로 하는 방법을 알게 되었어요. 그러다보니 바디라인도 더욱 예뻐졌습니다.

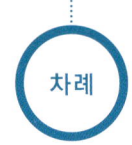

차례

프롤로그 스트레칭도 운동이다 • 4

추천사 • 6

이 책을 보는 방법 • 12

당신은 스트레칭을 꼭 해야 한다 • 14

지금까지 알던 스트레칭이 아니다 • 16

하루 10분 신체 정렬 잡기 • 18

스트레칭 용어 설명 • 19

스트레칭 호흡 • 20

스트레칭 체험 후기 ① • 22

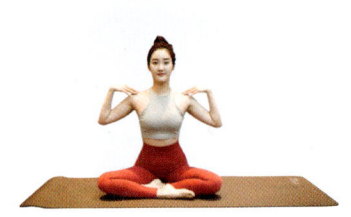

PART 00
기초 스트레칭

목 스트레칭 • 24

팔 스트레칭 • 26

고양이 스트레칭 • 28

아기 자세 스트레칭 • 29

굽은 등 스트레칭 • 30

엉덩이 스트레칭 • 32

종아리 스트레칭 • 34

허벅지 뒤쪽 스트레칭 • 36

나비 자세 • 38

스트레칭 체험 후기 ② • 40

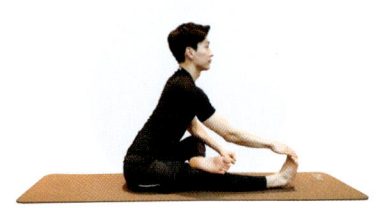

PART 01
라운드숄더와 굽은 등

거북목을 해결하는 스트레칭 • 42
자기 전 목과 어깨를 풀어주는 스트레칭 • 43

목과 어깨 스트레칭 • 44
거북목 탈출 스트레칭 • 46
뒷목 스트레칭 • 48
하늘 목 스트레칭 • 50
굽은 등 펴는 스트레칭 • 52
슈퍼맨 어깨 스트레칭 • 54
어깨 회전 스트레칭 • 56
무릎 접어 어깨 스트레칭 • 58
가슴과 어깨 근육 스트레칭 • 60
굽은 어깨 스트레칭 • 62
가슴 스트레칭 • 64
상체 순환 스트레칭 • 66

스트레칭 조이에게 물어보세요 • 68

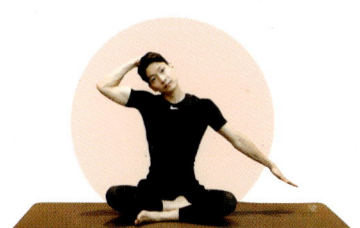

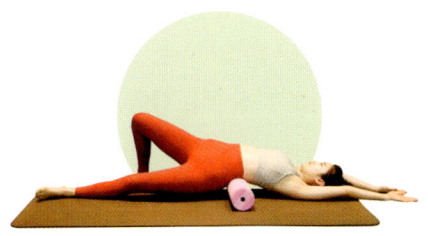

PART 02
월경통

골반을 풀어주는 스트레칭 • 70
부기해소에 도움을 주는 스트레칭 • 71

폼롤러를 이용한 림프 순환 마사지 • 72
날개뼈와 림프 스트레칭 • 74
골반 열어 스트레칭 • 76
기지개 스트레칭 • 78
옆구리 스트레칭 • 80
런지를 이용한 복부 스트레칭 • 82
고관절 스트레칭 • 84
테니스 공으로 엉덩이 근막이완 • 86
비둘기 자세 • 88
척추 균형 스트레칭 • 90

스트레칭 조이에게 물어보세요 • 92

PART 03
다이어트

전신의 밸런스를 잡아주는 스트레칭 · 94
빠른 효과를 볼 수 있는 다이어트 스트레칭 · 95

하체 밸런스 스트레칭 · 96
와이드 스윙 스쿼트 · 98
슬라이드 스쿼트 · 100
허벅지 뒤쪽 킥 스트레칭 · 102
허벅지 옆쪽 킥 스트레칭 · 104
코어 밸런스 킥 스트레칭 · 106
허리 라인 스트레칭 · 108
V자 스트레칭 · 110
고양이 킥 스트레칭 · 112
골반 강화 킥 스트레칭 · 114

스트레칭 조이에게 물어보세요 · 116

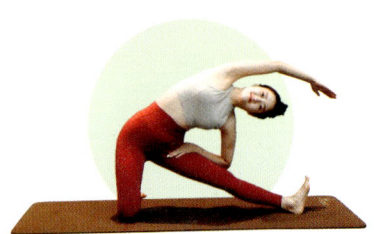

PART 04
곧게 뻗은 다리

다리 라인을 정리해주는 스트레칭 · 118
다리를 얇게 만들어주는 스트레칭 · 119

다리 들어 안쪽 스트레칭 · 120
다리 들어 바깥쪽 스트레칭 · 122
허리와 다리 스트레칭 · 124
전신 밸런스 스트레칭 · 126
한 다리 개구리 자세 · 128
미음(ㅁ) 자세 · 129
하체 라인 런지 스트레칭 · 130
다리 안기 스트레칭 · 132
런지 비둘기 자세 · 134

스트레칭 조이에게 물어보세요 · 136

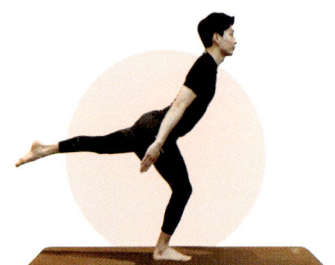

PART 05
다리찢기

하체 유연성을 올려주는 스트레칭 • 138
허리 통증을 줄여주는 스트레칭 • 139

런지 스트레칭 • 140
개구리 자세 • 141
개구리 변형 자세 • 142
다리 뻗어 스트레칭 • 144
허벅지와 무릎 스트레칭 • 146
복부와 골반 근육 스트레칭 • 148
가슴 내려놓기 스트레칭 • 150
스탠딩 체크 트위스트 • 152
골반 회전 스트레칭 • 154

스트레칭 조이에게 물어보세요 • 156

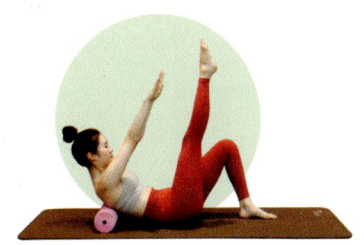

PART 06
성장 스트레칭

자기 전에 하면 키가 커지는 스트레칭 • 158
숨은 1cm를 바로 찾아주는 스트레칭 • 159

폼롤러 종아리 마사지 • 160
인어공주 스트레칭 • 162
구르는 의자 스트레칭 • 164
누워 쭉쭉 스트레칭 • 166
코어 스트레칭 • 168
하체 트위스트 T 스트레칭 • 170
다리 접어 트위스트 스트레칭 • 172
하체 순환 스트레칭 • 174

스트레칭 조이에게 물어보세요 • 176

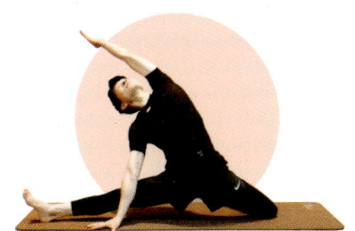

• 이 책을 보는 방법

이 책은 6파트로 나눠 운동 방법을 실었습니다. 그리고 자신의 고민 부위에 맞게 운동을 선택할 수 있게 구성하였습니다. 하루 아침에 효과가 나타나는 운동은 없습니다. 꾸준히 자신의 몸에 맞게 해주면 효과가 나타날 것입니다.

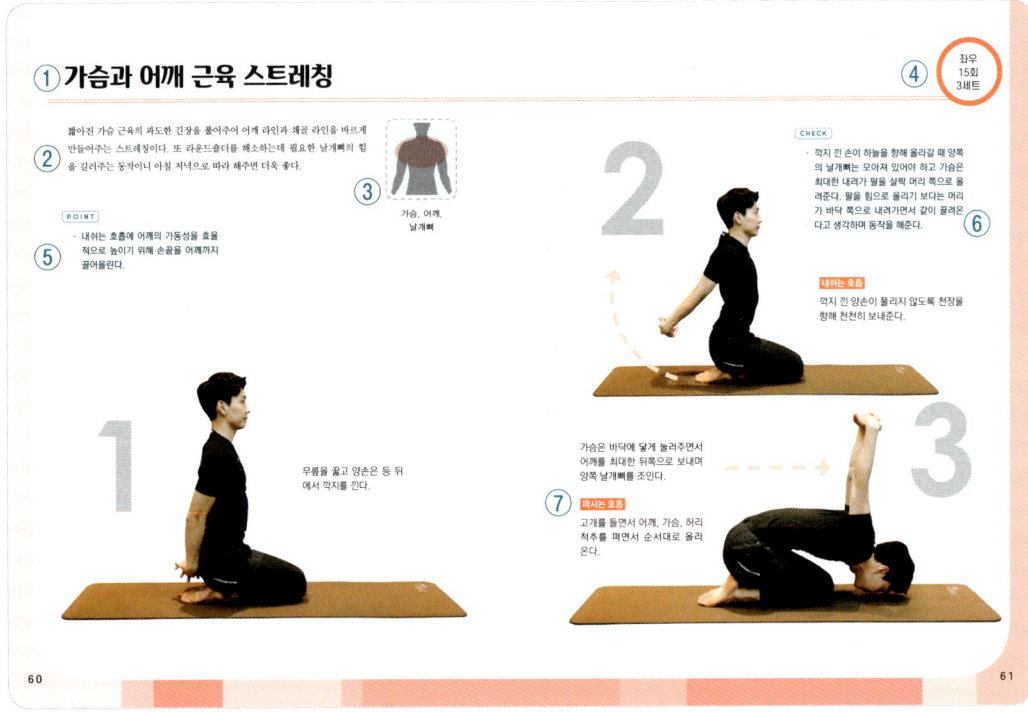

① **운동명**

해야 할 운동의 이름을 알려줍니다.

② **운동 설명**

지금 하는 운동이 어떤 효과가 있는지 설명해줍니다.

③ **운동 부위**

이 동작을 할 때 자극이 되는 운동 부위를 설명해줍니다.

④ **운동 횟수**

각 부위에 자극을 줄 수 있는 최소 운동 횟수입니다. 자신에 맞게 운동 횟수를 빼거나 더해 운동해주세요.

⑤ **POINT**

이 동작을 따라할 때 꼭 알아두어야 하는 점을 알려줍니다.

⑥ **CHECK**

이 동작을 하면서 주의해야 할 점을 담았습니다. 꼭 지켜서 운동하도록 합니다.

⑦ **호흡**

운동할 때는 호흡이 중요합니다. 이 책에 나와 있는 마시고 내쉬는 호흡을 놓치지 말고 따라합니다.

당신은 스트레칭을 꼭 해야 한다

· 스트레칭을 해야 하는 이유

스트레칭은 근육을 부드럽게 풀어준다. 스트레칭으로 몸의 근육을 풀어주면 운동을 더 잘 할 수 있는 몸, 충격에 덜 다치는 몸을 만들 수 있다.

오랜 시간 한 자세로 앉아 있는 현대인들은 근육이 딱딱해져 통증이 생기기도 한다. 그래서 이런 현대인들에게 스트레칭은 필수다. 통증의 70%는 뭉친 근육 때문이라는 이야기가 있다. 스트레칭으로 몸을 늘여주면 딱딱해진 근육을 풀고 통증도 해결할 수 있게 된다.

· 스트레칭이 필요한 사람들

스트레칭이 필요한 사람은 너무나 많다. 100세 시대에 살고 있는 우리에게 유연성은 필수이다. 스트레칭을 꾸준히 하는 것은 누구에게나 도움이 된다. 특히 오랫동안 한 자세로 앉아있는 직장인에게는 꼭 필요한 운동이다.

라운드숄더나 거북목으로 인해 어깨에 통증이 있는 사람, 허리에 통증이 있는 사람, 월경통에 시달리는 사람, 몸을 많이 움직이지 않는 직종에서 일을 하는 사람, 등이 굽어 있는 사람은 스트레칭이 꼭 필요하다. 스트레칭의 효과를 직접 느껴보길 바란다.

• 스트레칭의 효과

  근육은 눈에 보이는 것이 아니기 때문에 근육의 어디가 짧아졌는지, 늘어났는지 알 수가 없다.

  스트레칭은 몸의 전체적인 근육 밸런스를 맞춰주고 그래서 신체 불균형에서 오는 어깨, 허리 등의 통증을 완화시킬 수 있다. 또 관절이 제자리를 찾도록 만들어 다리 라인이 예뻐지고 혈액순환을 개선시켜 월경통이 줄어들도록 한다.

  스트레칭을 하면 키가 큰다. 나쁜 자세로 인해 굽어있던 몸이 펴지면서 숨어있는 키 1cm를 찾아준다.

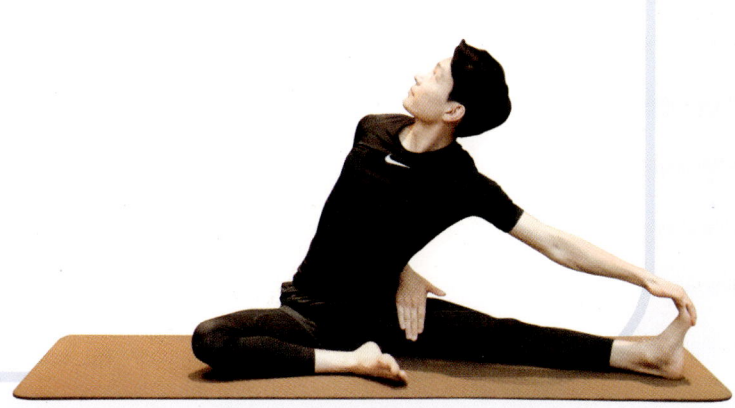

지금까지 알던 스트레칭이 아니다

• 아프지 않아도 스트레칭

　스트레칭으로 유연성을 강화시키고 싶다면 '근육이 뻐근하게 당기는 정도, 다음날 근육이 조금 피로한 정도'가 적당하다. 고통 없이 열매를 얻을 수 없다. 짧아져 있는 근육이 늘어나면서 아픈 건 당연하다. 단, 적당한 아픔이어야 한다.
　무리하게 근육을 늘이다 관절, 인대를 다치면 잘 낫지 않기 때문에 꼭 아플 때까지 할 필요는 없다. 아프지 않아도 스트레칭이다. 중요한 것은 근육이 기억할 수 있도록 한 가지 스트레칭 동작을 30초 이상 유지하는 게 좋다. 스트레칭을 할 때도 호흡은 기본이다. 호흡은 들이마시고 한숨을 쉬듯 조금씩 내쉬어야 한다. 아프다고 숨을 참으면 부상 위험이 커진다.

• 아침에 하는 스트레칭과 저녁에 하는 스트레칭

　스트레칭을 아침과 저녁, 언제 하는 것이 좋은지 질문을 많이 받았다. 하지만 '언제'가 중요한 게 아니다. 따뜻한 고무찰흙이 잘 늘어나듯, 몸을 따뜻하게 데우는 것이 관건이다. 몸을 충분히 데우고 시작해야 스트레칭이 잘되고 다칠 위험도 줄어든다. 사우나 등 따뜻한 곳에서 스트레칭을 해주는 것도 좋다.
　잠에서 깬 직후엔 몸이 굳어 있으니 스트레칭을 할 때도 조심하는 게 좋다. 아침에 기지개를 켜다가 오히려 삐끗하는 사람이 많으니 몸을 따뜻하게 데우고 스트레칭 해준다. 또 반대로 취침 전에 하는 과도한 스트레칭은 숙면을 방해한다. 스트레칭은 간단해 보이지만 관절과 근육을 늘이는 동작이기 때문에 몸의 긴장도를 높인다. 그래서 밤에 스트레칭하는 것은 좋지만 수면에 방해가 될 정도로 하지는 말자.

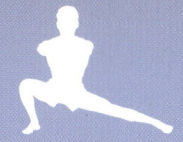

• 일자로 다리찢기

　유연성이 꼭 필요한 발레리나나 운동선수가 될 것이 아니라면 집착할 필요는 없다. 다리찢기가 안 되는 사람도 있다. 무리하게 다리를 찢으려고 하다가는 오히려 통증만 얻게 될 수 있다. 다리찢기가 되지 않더라도 다리를 일자로 벌리려고 '애쓰는' 것으로도 충분하다. 다리찢기를 하려고 할 때 척추를 감싸고 있는 기립근이 바로 서고 골반이 균형을 찾는다.

　골반의 균형을 맞춰주기 때문에 다리찢기는 만성 요통에도 효과가 있다. 허벅지 안쪽의 근육인 내전근이 짧아지면서 균형이 맞지 않아 허리의 통증을 유발하는 경우에도 허벅지 양쪽의 근육을 고루 자극해 균형을 맞춰준다.

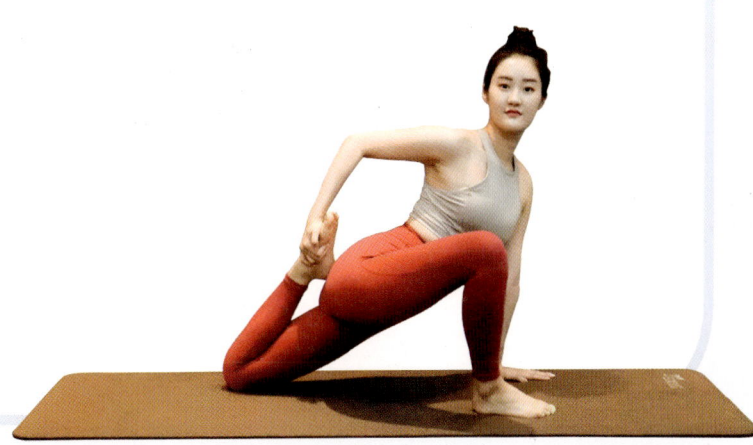

하루 10분 신체 정렬 잡기

현대인은 앉아있는 시간이 길어 더욱 앞으로 몸이 굽기 쉬운 환경에서 살고있다. 하루 1분으로 시작해서 10분이 될 때까지 천천히 연습하면서 신체를 바로 세워주는 것이 필요하다.

벽에 붙어 뒤꿈치를 살짝 떨어트려준다. 손등은 벽에 붙인다. 턱은 당기고 머리 위에서 누가 잡아당기는 듯한 느낌으로 힘을 준다.

POINT
- 허리에 손 한 개 정도가 겨우 들어가야 하고, 어깨가 떨어지지 않아야 한다.

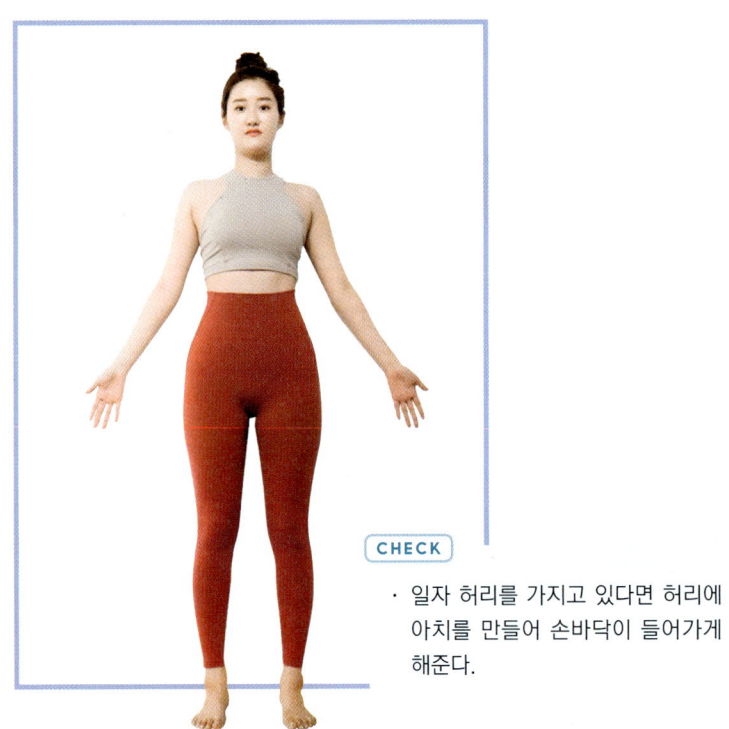

CHECK
- 일자 허리를 가지고 있다면 허리에 아치를 만들어 손바닥이 들어가게 해준다.

스트레칭 용어 설명

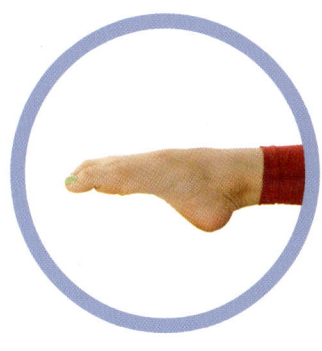

포인
발가락에 힘을 주어 발등이 펴지는 동작을 말한다.

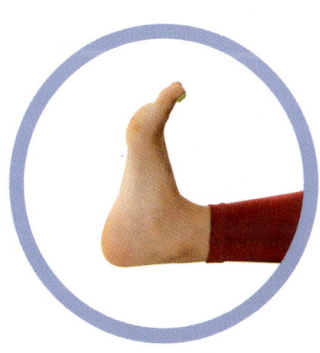

플렉스
발가락에 힘을 주어 발가락이 몸 쪽으로 당겨지는 동작을 말한다.

스트레칭 호흡

　스트레칭을 할 때 호흡은 굉장히 중요한 역할을 한다. 우선 호흡은 정말 중요한데 산소를 흡수하고 몸의 이산화탄소를 배출하는 작용이기 때문이다. 호흡은 근육에 산소를 공급하고, 근육을 이완시킬 때 정확하게 그 부위가 늘어날 수 있도록 도와준다. 그래서 동작을 수행할 때에는 호흡을 멈추면 안 되고 근육과 힘줄에 산소를 공급하기 위해서 정상적인 호흡을 유지해야 한다. 유연성 훈련에 있어 효과를 극대화하기 위해서는 숨을 들이마시면서 배를 내밀고, 숨을 뱉을 때 복부에 힘 주는 연습을 해야 한다. 스트레칭을 하면서 규칙적이고 자연스럽게 호흡을 할 수 있도록 호흡 연습을 해주는 것도 좋다.

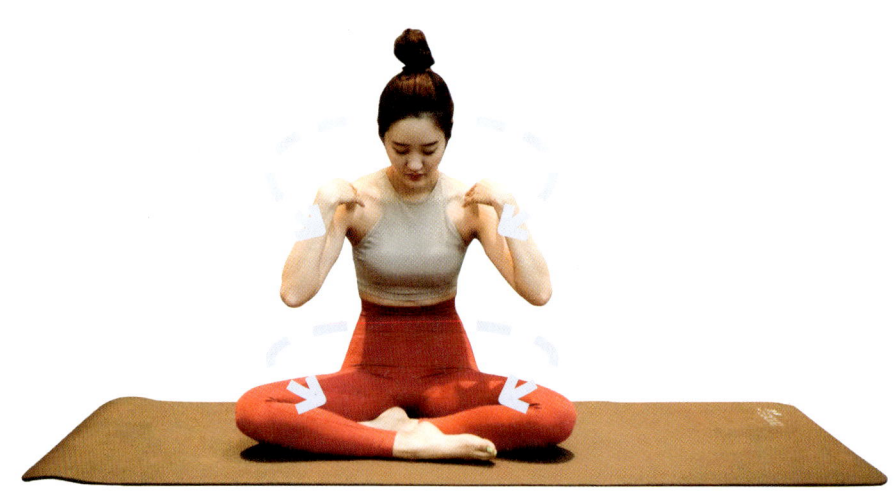

마시는 호흡
골반을 말아내면서 복부를 동그랗게 말아낸다.

호흡 ---> 근육에 산소 공급 ---> 스트레칭하는 부위가 더 잘 늘어남

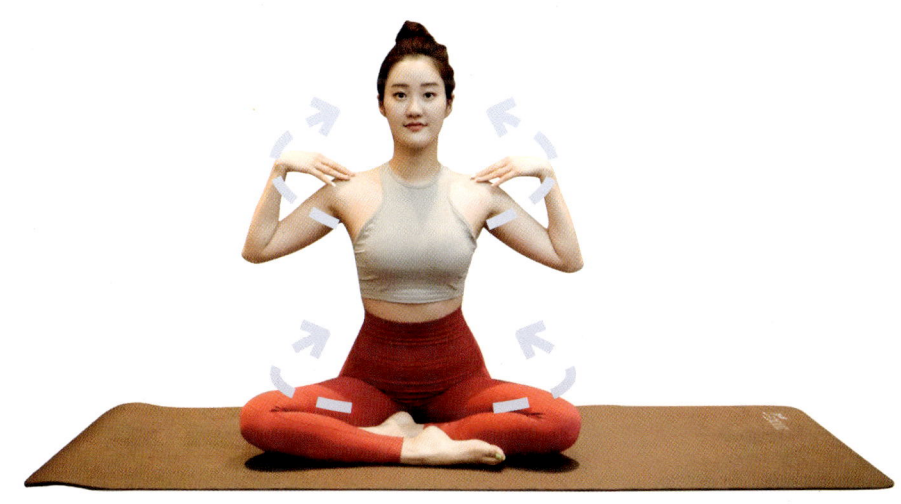

내쉬는 호흡
어깨와 골반을 활짝 펴면서 몸의 근육들을 이완한다.

스트레칭 체험 후기 ①

운동의 처음과 끝, 스트레칭

만족도 ★★★★★   효과 ★★★★★

평소 운동을 즐기는 편입니다. 웨이트 트레이닝, 요가, 필라테스, 클라이밍, 사이클, 마라톤 등등 다양한 운동들을 접하면서 느낀 점은 다치지 않고 안전하게 즐기면서 운동을 할 수 있는 방법을 찾는 것이었습니다. 방법을 찾다가 생각난 것이 바로 스트레칭입니다.

모든 운동은 준비운동과 마무리운동을 포함하고 있습니다. 그 처음과 마무리를 장식하는 동작이 바로 스트레칭이라는 것을 깨달았습니다.

유연성으로는 어디 가서 밀리지는 않는다고 생각했습니다. 하지만 이 책에서 말하는 스트레칭은 지금까지 해오던 스트레칭과는 차원이 달랐습니다. 평소 운동 전후에 하듯이 많이 뛰고 나면 다리를 풀어주면 되고, 어깨를 많이 썼으니 어깨를 늘여주는 것이 아니었습니다. 한정된 스트레칭이 아니라 연결되어 있는 세세한 근육까지 함께 잡아주고 늘여주며 스트레칭을 해야 비로소 완벽한 스트레칭이 될 수 있다는 것을 깨달았습니다.

PART 00

기초 스트레칭

스트레칭은 근육을 무리하게 늘인다고 해서 해결되는 것이 아니다. 짧아진 근육을 천천히 늘여주는 것이 가장 중요하다. 기초 스트레칭은 스트레칭을 하기 전에 몸을 풀어주는 동작으로 구성되어 있다. 본격적으로 운동하기 전에 미리 몸을 데우고 풀어주면 다칠 위험이 줄어든다. 운동을 시작하기 전에 먼저 따라 해주는 것이 좋다.

목 스트레칭

거북이처럼 점점 앞으로 나오는 목을 제자리로 돌려놓는 동작이다. 목의 통증은 줄이고 거북목에서 탈출하기 위해 꼭 해주어야 하는 스트레칭이다.

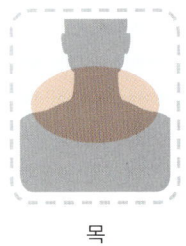

목

POINT
- 턱을 들 때 손에 힘을 살짝 주어 근육이 끌려가지 않도록 저항을 더한다.

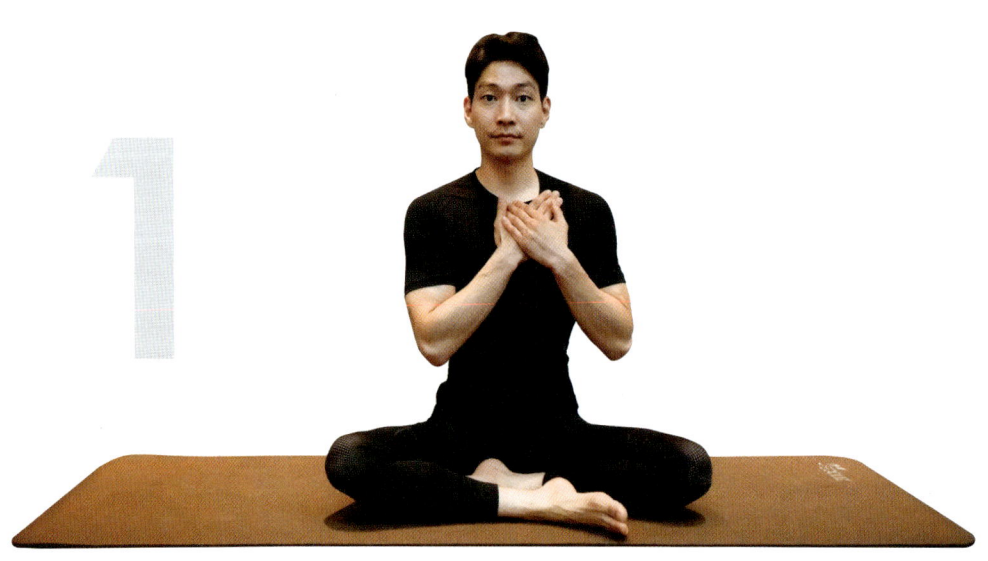

손은 포개어 왼쪽 쇄골을 잡아준다.

> 좌우
> 10초 유지

CHECK
- 목의 신경이 다치지 않도록 근육을 천천히 늘여주어야 한다.

내쉬는 호흡
턱을 오른쪽 사선 위쪽으로 보내준다.

마시는 호흡
오른쪽 쇄골을 잡고 왼쪽으로 늘여준다.

내쉬는 호흡
정면을 바라보고 손을 포개어 쇄골의 가운데를 잡는다. 입을 쭉 내밀고 목을 뒤로 젖힌다.

마시는 호흡
정면을 바라보며 돌아온다.

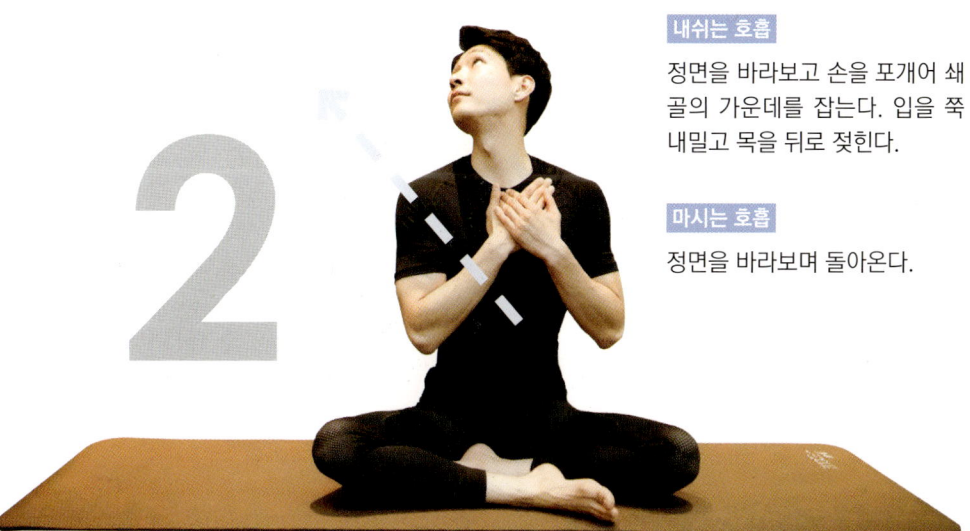

팔 스트레칭

팔을 사용할 때 제일 많이 쓰이는 근육 중 하나는 날개뼈 쪽에 위치한 광배근이다. 광배근이 많이 약화되면 어깨에 통증이 생기며 팔을 들어 올릴 때 영향을 준다. 팔과 어깨를 자유롭게 하기 위해 필요한 기초적인 스트레칭이다.

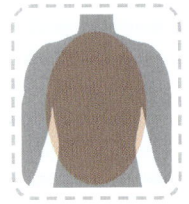

등

POINT

- 팔을 당길 때 시선은 당기는 반대 방향을 바라본다.

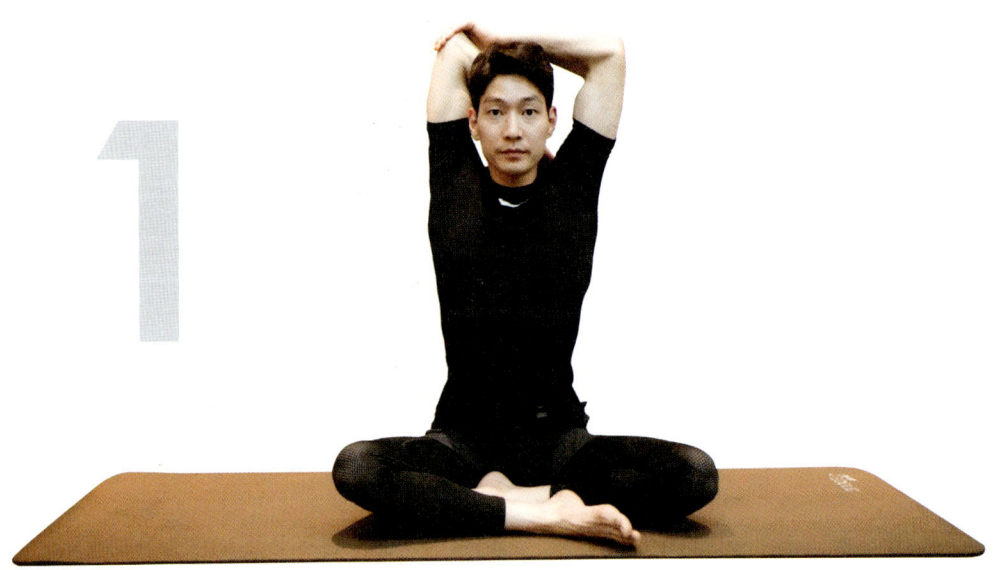

오른손은 날개뼈 쪽으로 넘기고 왼손으로
팔꿈치를 잡아준다.

좌우
10회

CHECK
· 몸이 움직이면 근육이 충분히 늘어나지 않기 때문에 몸은 고정해준다.

내쉬는 호흡
왼손으로 오른 팔꿈치를 아래로 지그시 눌러주고 시선은 반대쪽 바닥을 향하도록 바라본다.

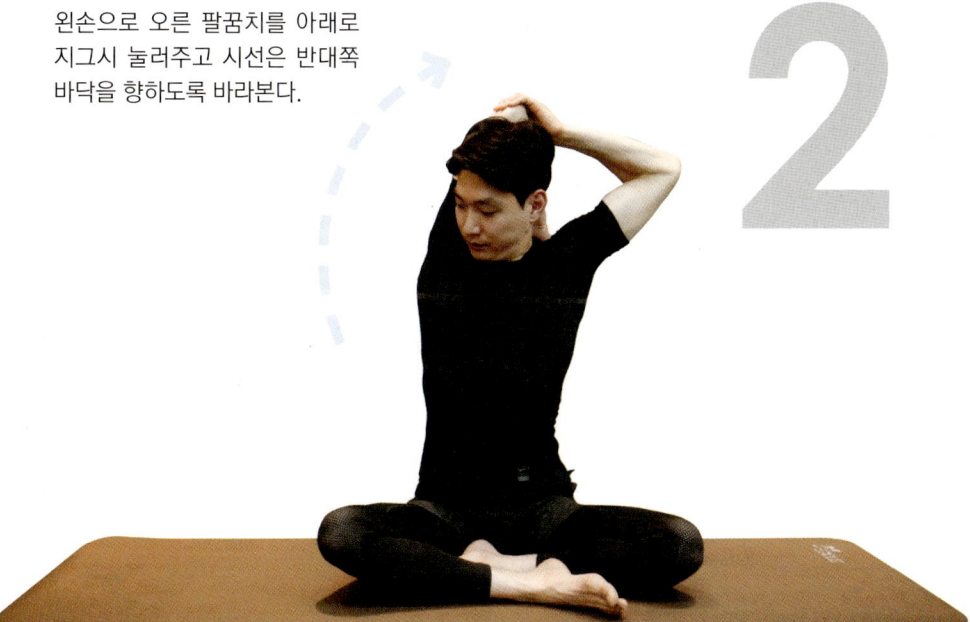

2

마시는 호흡
팔을 풀어주고 반대쪽도 반복해준다.

고양이 스트레칭

20회

골반이 굳어지면서 허리의 움직임까지 영향을 준다. 허리의 근육이 딱딱하게 굳지 않도록 반복적으로 늘였다가 조이는 동작을 통해 스트레칭 해준다.

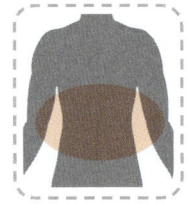

허리

POINT
- 복부를 말아줄 때는 골반의 툭 튀어나온 부분이 정면을 바라보게 하고, 복부를 이완시켜줄 때는 골반의 툭 튀어 나온 부분을 바닥 쪽으로 눌러준다.

골반 아래에 무릎을, 어깨 아래에 팔을 두고

마시는 호흡
복부를 동그랗게 말아 시선은 배꼽을 바라봐준다.

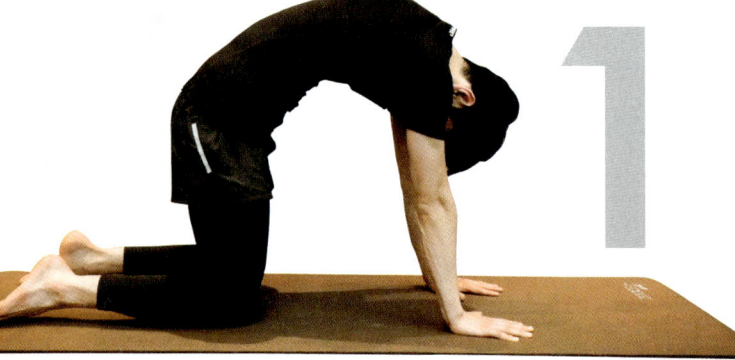

CHECK
- 들고 있는 어깨에 과한 긴장을 주지 않으면서 동작을 진행하는 것이 좋다.

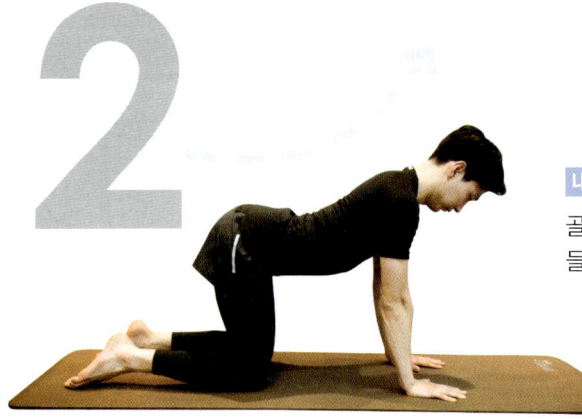

내쉬는 호흡
골반은 약간 앞쪽으로, 허리는 아치를 만들어준다. 1번 자세로 돌아간다.

아기 자세 스트레칭

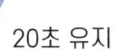

태아가 엄마 자궁 속에서 휴식을 취하는 모습의 스트레칭이다. 근육이 긴장하고 있을 때나 운동 후 몸이 뻐근할 때 이 자세를 취해주면 몸이 풀어지면서 이완되는 효과가 있다.

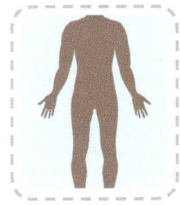

몸의 전체

POINT
- 팔을 길게 뻗어주고 근육을 이완시키며 쉬어준다.

1

양 무릎과 양발을 붙이고 복부와 허벅지를 붙인다. 몸을 한껏 움츠린 상태에서 계속 호흡한다.

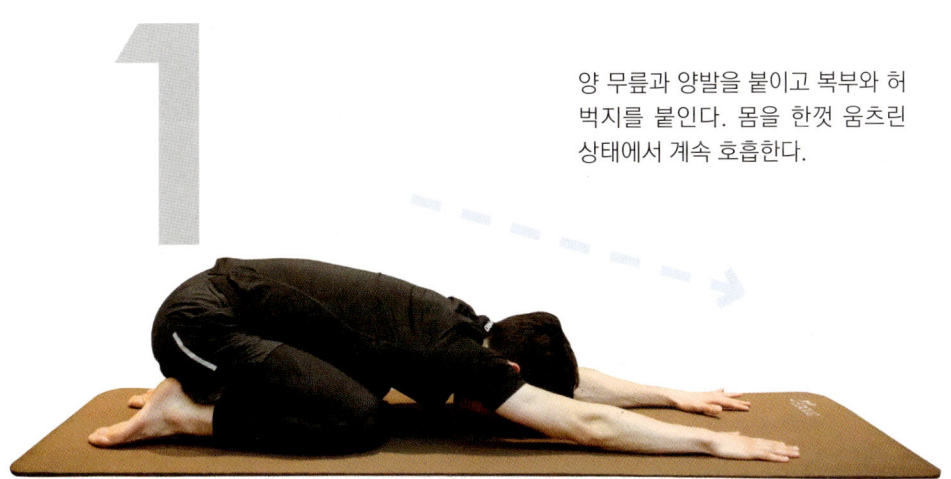

CHECK
- 몸이 불편함을 느끼는 경우에는 무릎을 약간 벌려 최대한 긴장하지 않도록 한다.

굽은 등 스트레칭

굽은 등, 굽은 어깨, 거북목을 합쳐 라운드숄더라고 부른다. 이 스트레칭은 등과 어깨를 펴는데 효과적이다.

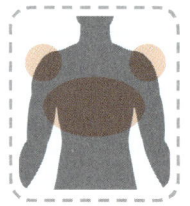

가슴, 어깨

POINT
- 골반이 움직이지 않도록 하체는 고정 해준다.

1 무릎을 꿇고 왼팔을 몸과 90도가 되도록 옆으로 길게 뻗으며 바닥에 내려놓는다.

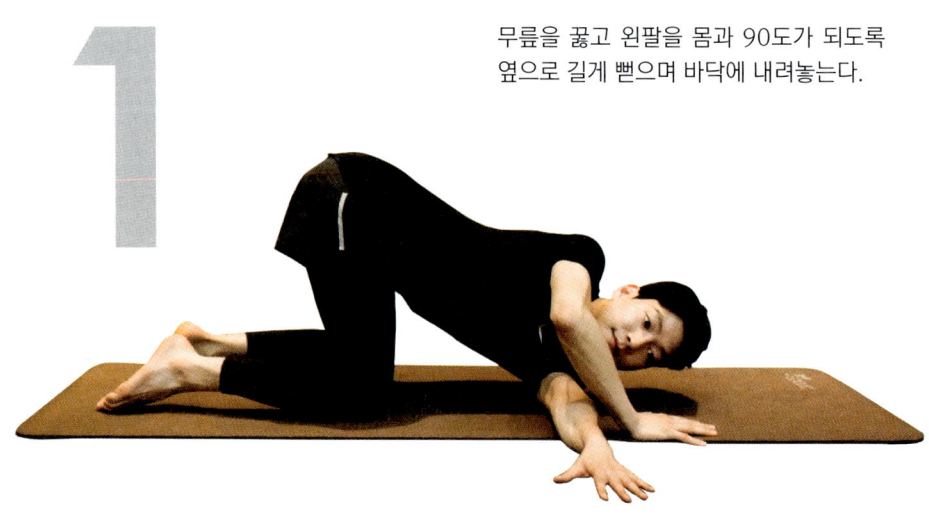

좌우
15회

CHECK

· 굽은 등이 심한 사람들은 어깨가 위로 올라가 어깨 통증이 있을 수 있다. 유의해서 가능한 지점까지만 넘겨준다.

오른손은 뻗어서 몸의 위쪽으로 보낸다.
시선은 뻗은 오른손을 바라본다.

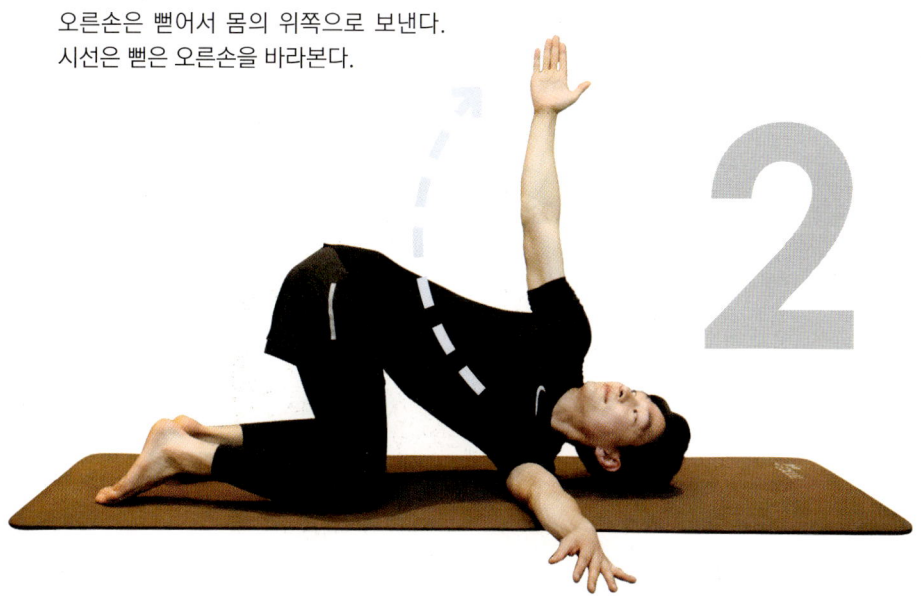

엉덩이 스트레칭

자주 앉아있는 현대인들의 엉덩이 근육에 쌓인 스트레스를 풀어주는 동작이다. 이 스트레칭은 골반의 불균형을 해소하는데 도움을 준다.

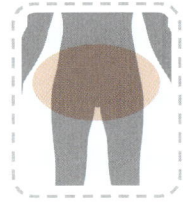

엉덩이

POINT

· 운동을 수행했을 때 허리는 편 상태로 유지하며 가능한 범위까지만 앉아준다.

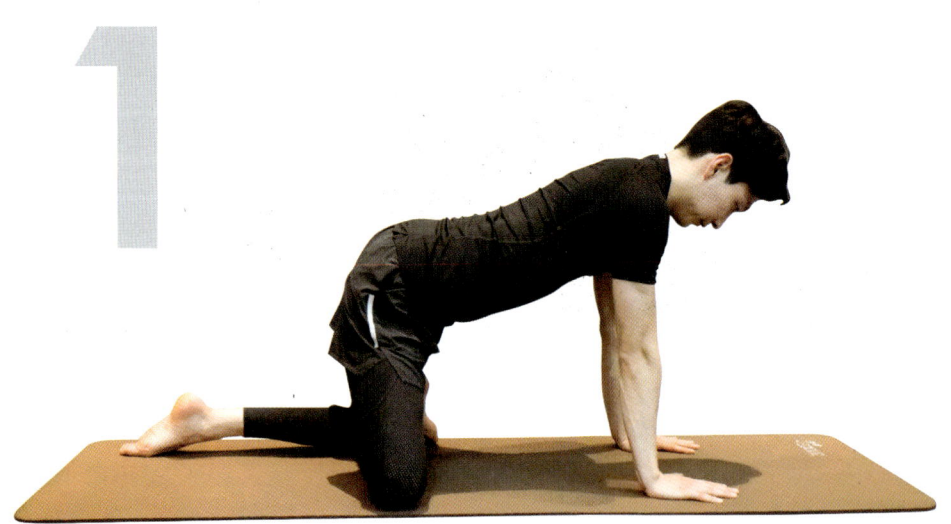

양손과 양 무릎을 바닥에 댄다. 오른발의 복숭아뼈를 왼 무릎 앞에 댄다.

좌우
20회

CHECK
· 한 번에 세게 앉을 경우 무릎의 부상이 생길 수 있으니 천천히 앉아준다.

내쉬는 호흡
천천히 뒤로 앉아준다.

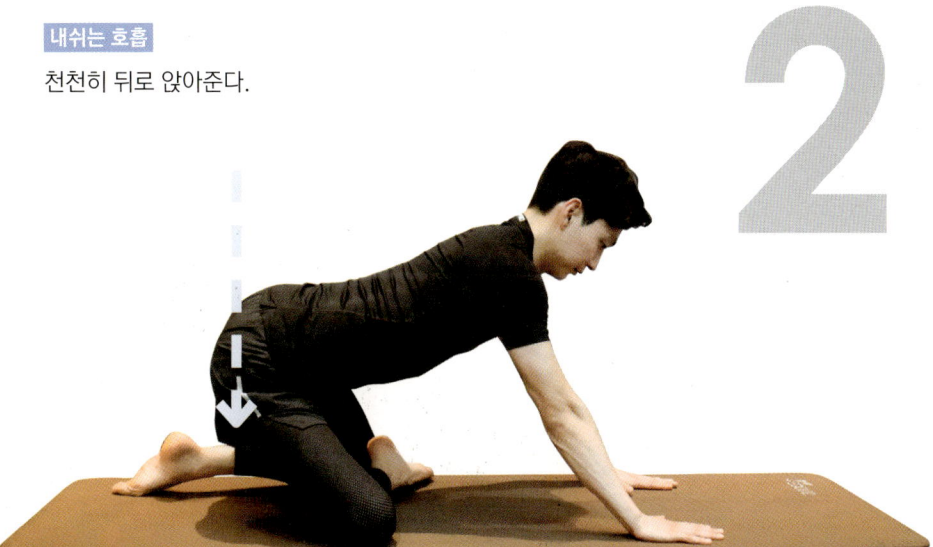

마시는 호흡
다시 1번 자세로 돌아온다.

종아리 스트레칭

하체의 순환이 제대로 되지 않으면 다리가 붓게 된다. 제 2의 심장이라고 불리는 종아리 근육의 근막을 이완시키고 하체의 순환이 잘 되도록 해준다.

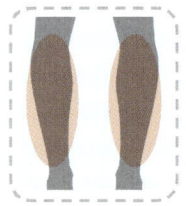

종아리

POINT
- 허리를 구부리지 않아야 하고 통증이 있는 지점에서 버티며 스트레칭을 한다.

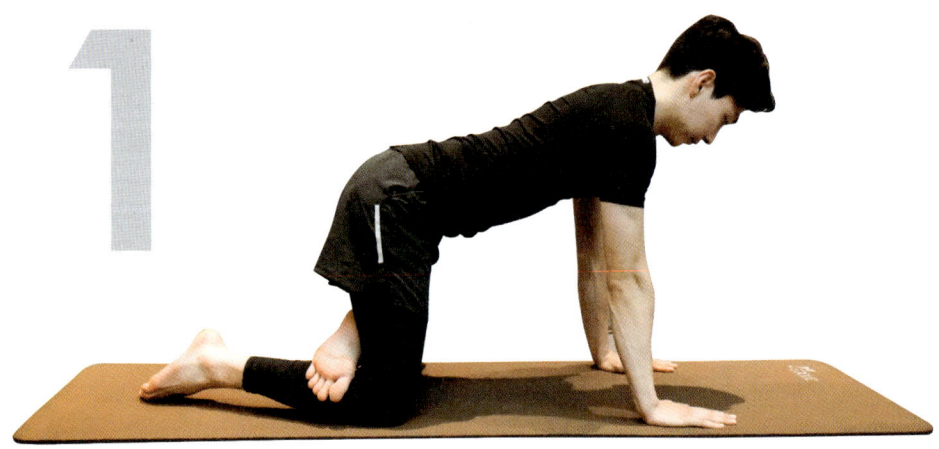

1

손과 무릎을 바닥에 댄다. 왼다리의 엄지발가락을 오른 무릎 뒤쪽에 대고 오른 다리를 45도 안쪽으로 넣는다.

좌우
20초 유지

CHECK
· 한 번에 세게 앉을 경우 전방 십자인대 부상이 있을 수 있으므로 발을 안쪽 45도로 넣어주고 천천히 앉아주어야 한다.

내쉬는 호흡
천천히 뒤로 앉아 발등을 눌러 종아리의 근막을 이완한다.

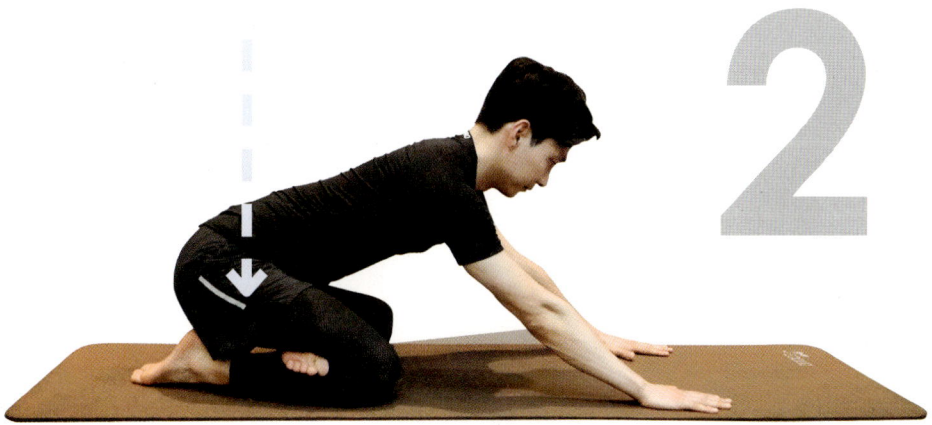

마시는 호흡
1번 자세로 돌아온다.

35

허벅지 뒤쪽 스트레칭

나쁜 자세 탓에 좌식 식당에 앉으면 허리가 아파 앉아 있기 힘든 현대인들을 위한 스트레칭이다. 허벅지 뒤쪽을 늘여주어 앉아있는 자세를 편안하게 만들어준다.

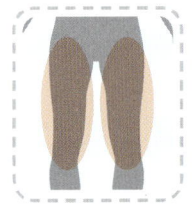

허벅지 뒤쪽

POINT
- 가슴을 열 때는 발가락을 고정하기 위하여 손으로 발가락을 발등 쪽으로 당겨준다.

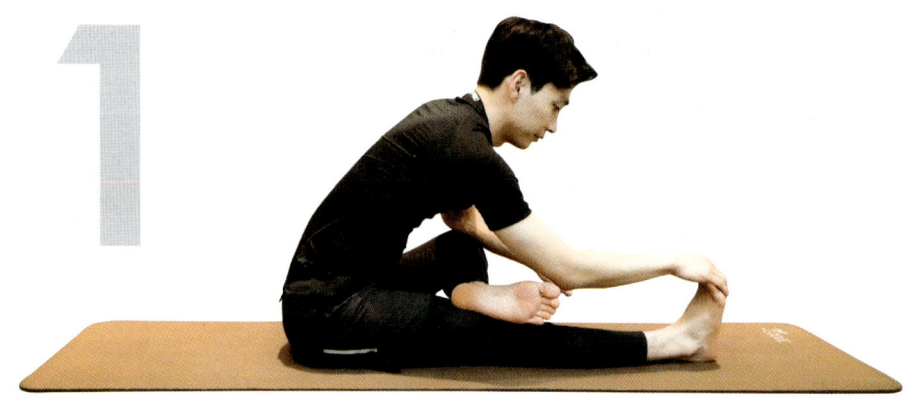

1

오른다리는 뻗고 왼다리는 접어 복숭아뼈를 오른 허벅지 위에 올린다.

좌우
10회

CHECK
- 무릎이 뒤쪽으로 빠져있는 사람들에게는 추천하지 않는다.

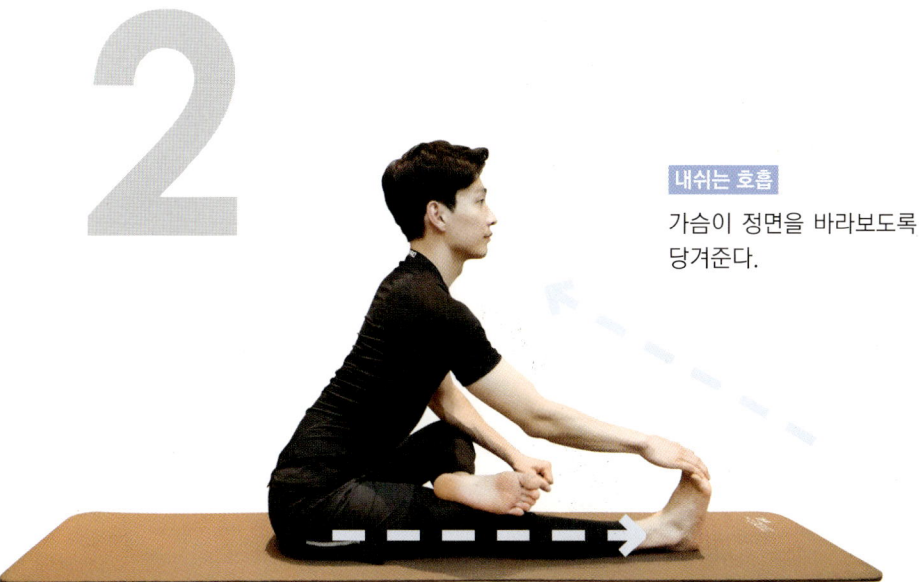

내쉬는 호흡
가슴이 정면을 바라보도록 당겨준다.

마시는 호흡
복부를 당겨 말아준다.

나비 자세

허벅지 안쪽의 근육을 풀어주는 자세로 발바닥을 붙여 나비처럼 만들어 근육을 늘인다. 다리찢기를 하는데 도움을 주는 스트레칭이다.

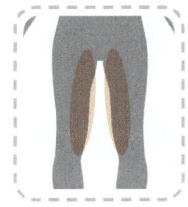

허벅지 안쪽

POINT
- 허리와 무릎에 힘을 주어 다리를 바닥으로 누른다.

1

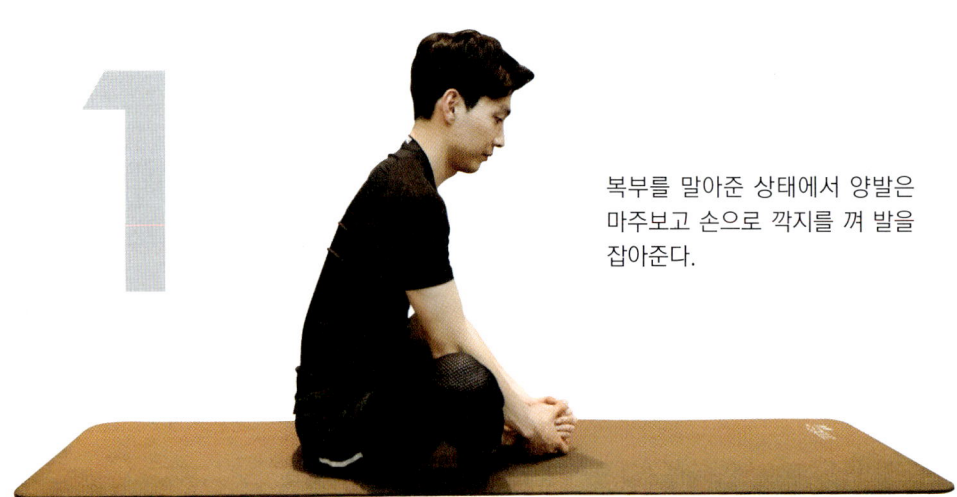

복부를 말아준 상태에서 양발은 마주보고 손으로 깍지를 껴 발을 잡아준다.

20회

CHECK
- 무릎이 너무 아플 경우는 발바닥을 마주 보게 붙이지 말고 한 다리씩 허벅지 안쪽을 늘여준다.

2

내쉬는 호흡

양쪽 무릎을 바닥으로 눌러주며 허리를 세우고 턱을 당긴다.

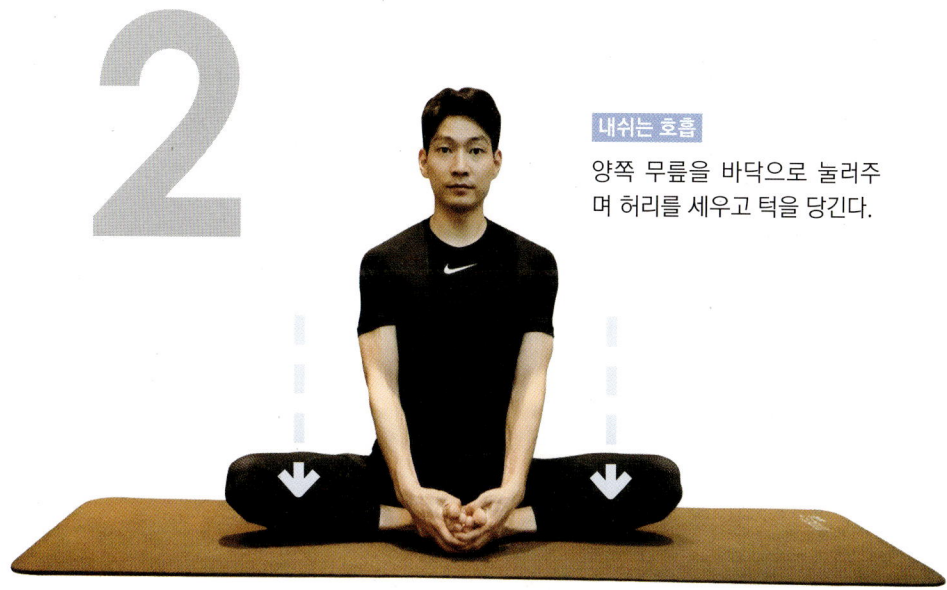

마시는 호흡

1번 자세로 돌아온다.

스트레칭 체험 후기 ②

육아맘의 훈장과 같은 통증이 사라졌습니다

만족도 ★★★★★   효과 ★★★★★

평소 다양한 운동을 가리지 않고 경험해보길 좋아하는 편이라 모든 운동의 기초가 되는 스트레칭의 중요성을 인지하고 있었습니다. 평소 자세가 바르지 않은 탓에 골반 불균형이 심했고 그에 따른 통증 때문에 고생하고 있을 때 스트레칭을 해야겠다는 생각이 들었습니다.

스트레칭을 꾸준히 했을 뿐인데 효과는 상상 이상이었습니다. 그래서 주변에 스트레칭을 해야 한다고 열심히 전도하고 다닙니다. 특히 평소 혈액순환이 잘되지 않거나 하체 부종이 심한 친구들 그리고 제 주변에 특히 많은 육아맘들에게 입이 마르게 칭찬하고 추천합니다.

스트레칭으로 얻은 가장 큰 수확은 자세교정입니다. 35년간 살아오면서 제가 앉은 자세가 잘못되었다고 생각한 적이 한 번도 없었고 지적해준 사람도 없었습니다. 그런데 제가 평소 꼬리뼈를 안으로 말고 앉는 습관이 있다는 것과 그 때문에 허리와 등이 심하게 굽어있다는 사실을 알게 되었습니다. 꾸준히 스트레칭을 한 지금은 등허리가 많이 펴졌고 전쟁 같은 육아의 훈장으로 남은 굽은 어깨도 좋아졌습니다.

PART 01

라운드숄더와 굽은 등

라운드숄더와 굽은 등을 위한 스트레칭이 필요하다. 현대인의 70% 이상이 등이 굽어 있다. 과도한 업무, 스마트폰의 사용, 잘못된 자세 등으로 인하여 어깨와 등이 굽고 목은 점점 거북이처럼 변화되었다. 일상에서 스트레칭을 자주 해주면 딱딱하게 굳은 몸을 풀어주어 라운드숄더와 굽은 등을 해결할 수 있다. 균형 있는 몸을 위해 스트레칭이 필요한 시점이다.

거북목을 해결하는 스트레칭

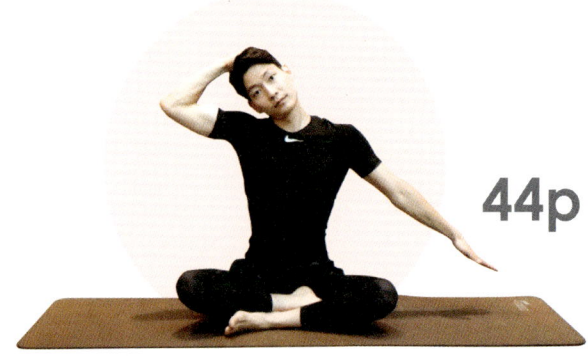

목과 어깨 스트레칭 — 44p

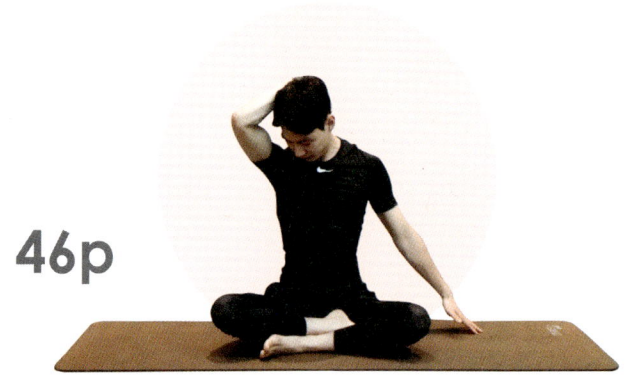

거북목 탈출 스트레칭 — 46p

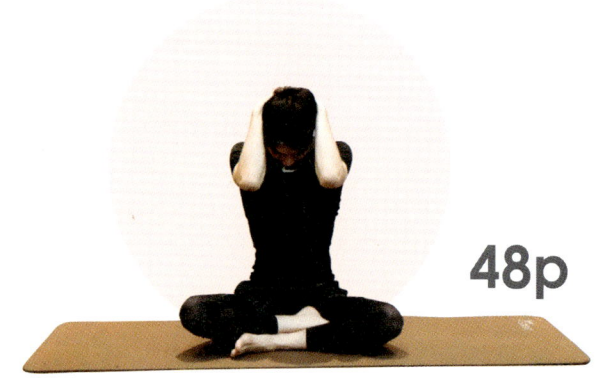

뒷목 스트레칭 — 48p

자기 전 목과
어깨를 풀어주는
스트레칭

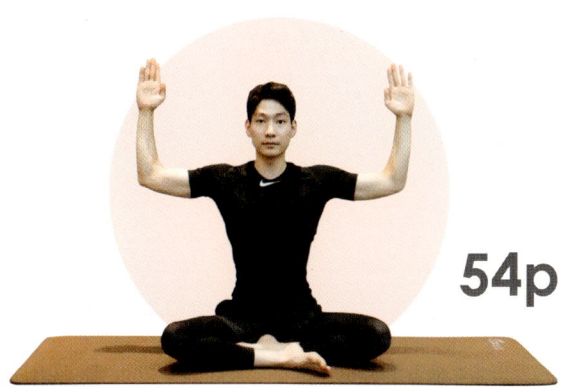

54p

슈퍼맨 어깨 스트레칭

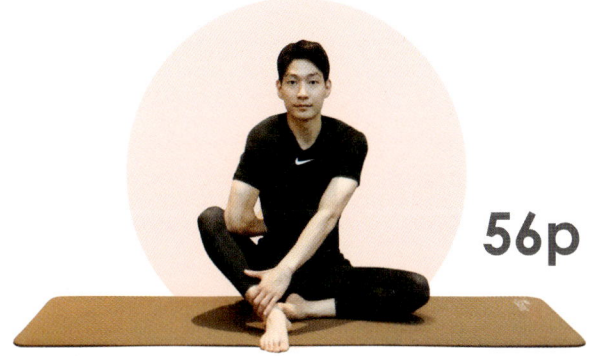

56p

어깨 회전 스트레칭

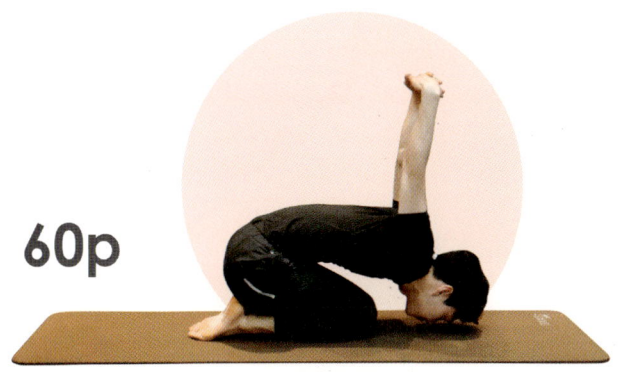

60p

가슴과 어깨 근육 스트레칭

목과 어깨 스트레칭

한 번 목의 통증이 시작되면 어깨까지 영향을 주며 뭉치고 뻐근한 통증이 계속 된다. 목과 어깨의 근육을 미리 풀어서 통증을 예방하자.

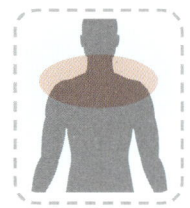

어깨, 목

POINT

- 목과 어깨의 이완을 더 잘 느낄 수 있도록 어깨가 위로 올라오지 않게 바닥이 손을 당긴다는 느낌으로 팔을 밀어준다.

마시는 호흡

다리는 편하게 두고 오른손을 머리에 올려놓는다. 어깨가 올라오지 않도록 주의하며 반대쪽 손은 쭉 펴준다.

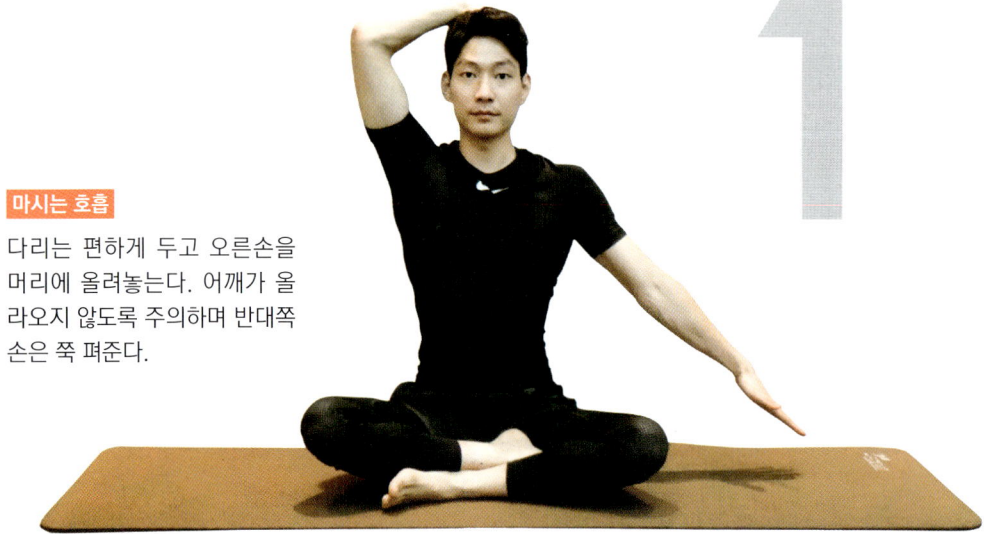

> **좌우**
> **15회**
> **3세트**

> **CHECK**
> · 손으로 머리를 누를 때 한 번에 세게 누르지 말고 지그시 천천히 눌러준다.

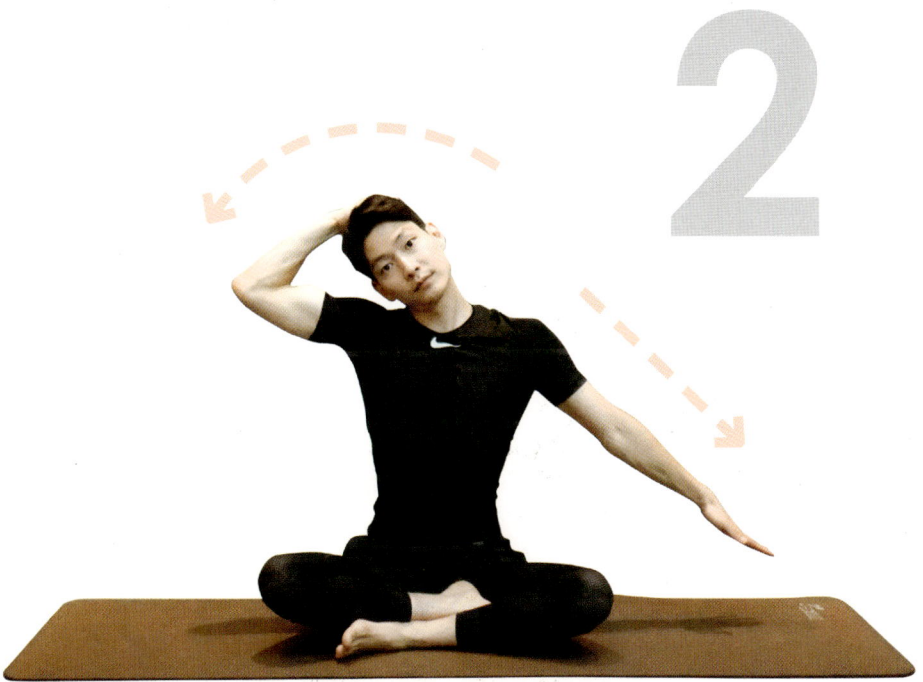

내쉬는 호흡

어깨와 귀가 서로 가까워진다는 느낌으로 천천히 손으로 머리를 눌러준다. 반대쪽을 반복한다.

거북목 탈출 스트레칭

목의 긴장감을 주는 피로물질을 날려버리는 동작이다. 목과 어깨의 근육을 풀어주는 스트레칭으로 통증을 없애고 거북목을 탈출하기 위해서는 매일매일 스트레칭 해주는 것이 좋다.

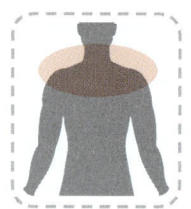

목, 어깨

> **POINT**
> · 어깨가 위로 올라오지 않도록 반대쪽 손을 뒤쪽으로 보낸다.

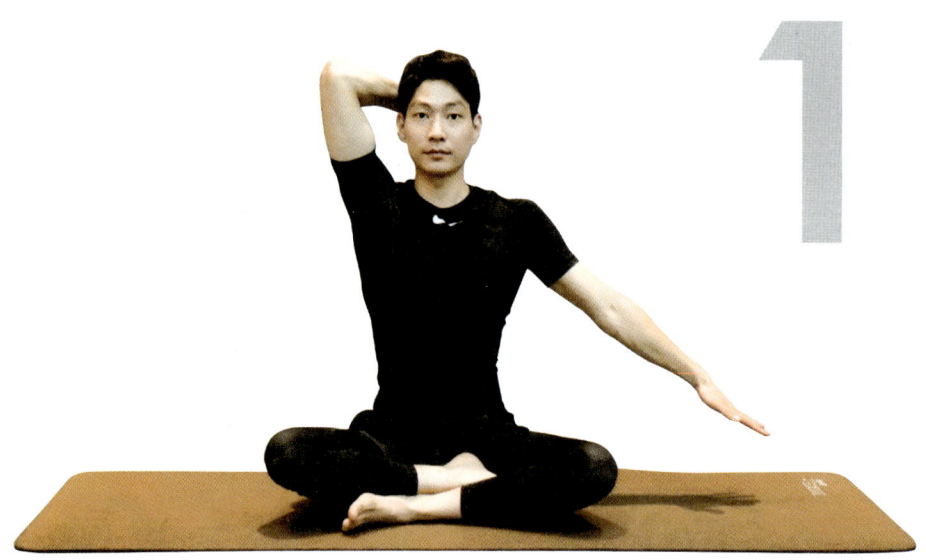

마시는 호흡
오른손으로 머리 뒤를 감싸주고 반대쪽 손을 쭉 펴고 어깨가 올라가지 않도록 한다.

좌우
15회
3세트

CHECK
· 손으로 머리를 세게 누르지 않는다.

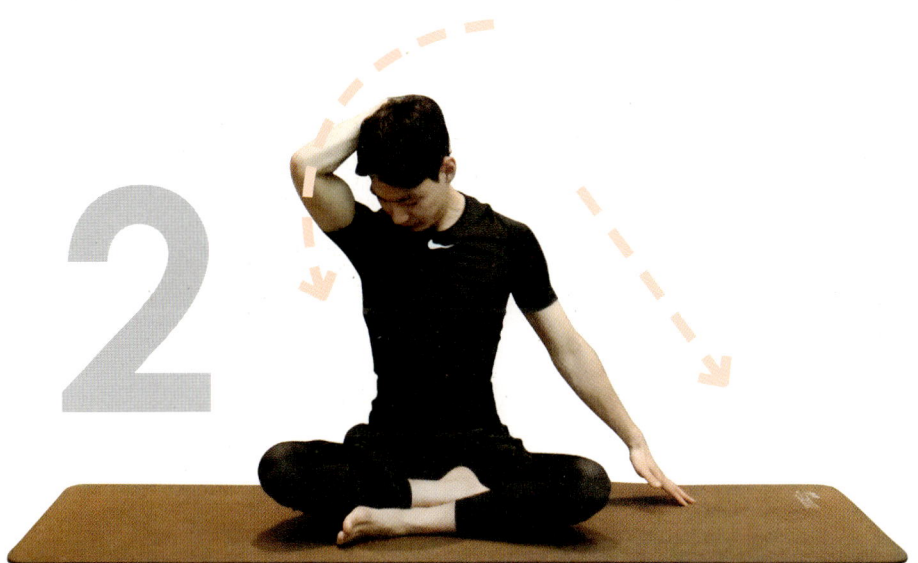

내쉬는 호흡

턱이 쇄골 뼈에 닿을 수 있도록 머리를 숙여준다. 이때 머리를 천천히 누른다.

뒷목 스트레칭

목을 지탱하는 뼈인 경추와 근육을 스트레칭해 눌린 신경과 뒷목의 전체적인 근육의 이완을 도와주는 자세이다.

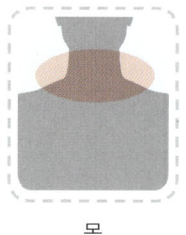

목

POINT

· 턱을 당길 때에는 손으로 머리를 받쳐 머리가 밀리지 않도록 하고 서로 저항하는 힘을 키워준다.

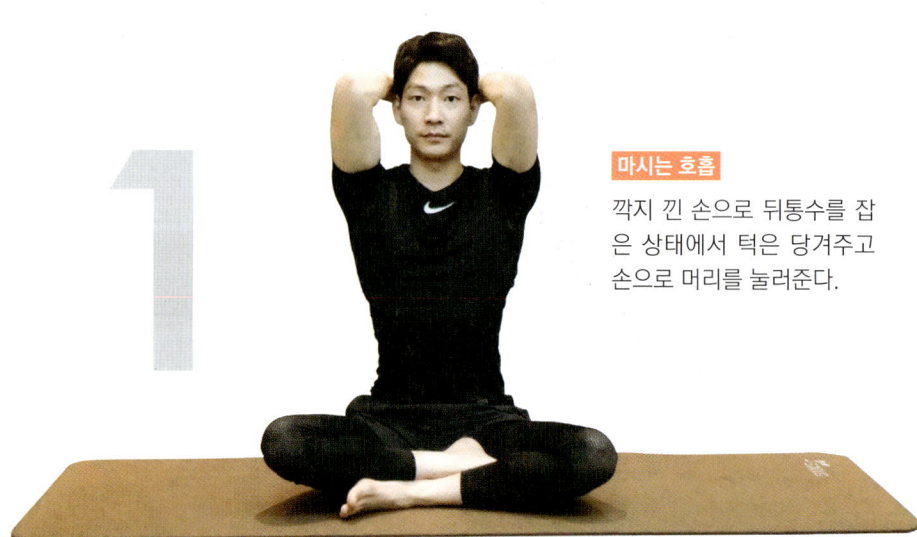

마시는 호흡

깍지 낀 손으로 뒤통수를 잡은 상태에서 턱은 당겨주고 손으로 머리를 눌러준다.

좌우
15회
3세트

CHECK
· 손으로 머리를 세게 당기지 않는다.

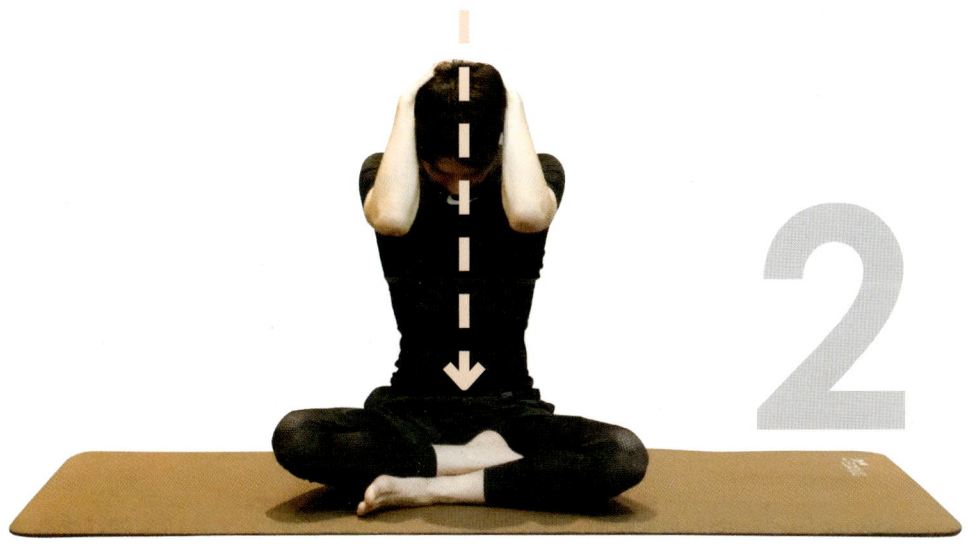

2

내쉬는 호흡

호흡을 내뱉어주면서 천천히 배꼽을 바라 볼 수 있도록 머리를 아래로 당겨준다.

하늘 목 스트레칭

사람의 몸에서 머리가 차지하는 무게가 상당하다. 머리의 무게를 버티는 목을 둘러싸고 있는 근육 전체를 스트레칭 하는 동작이다.

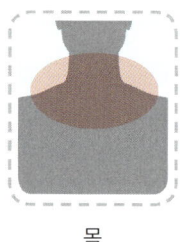

목

POINT

- 목을 뒤로 젖혀줄 때 호흡을 내쉬며 목 젖 부분의 근육을 충분히 늘여준다.

마시는 호흡

팔을 교차해 손으로 양쪽 어깨를 잡고 턱은 당겨준다. 어깨가 위로 올라가지 않도록 한다.

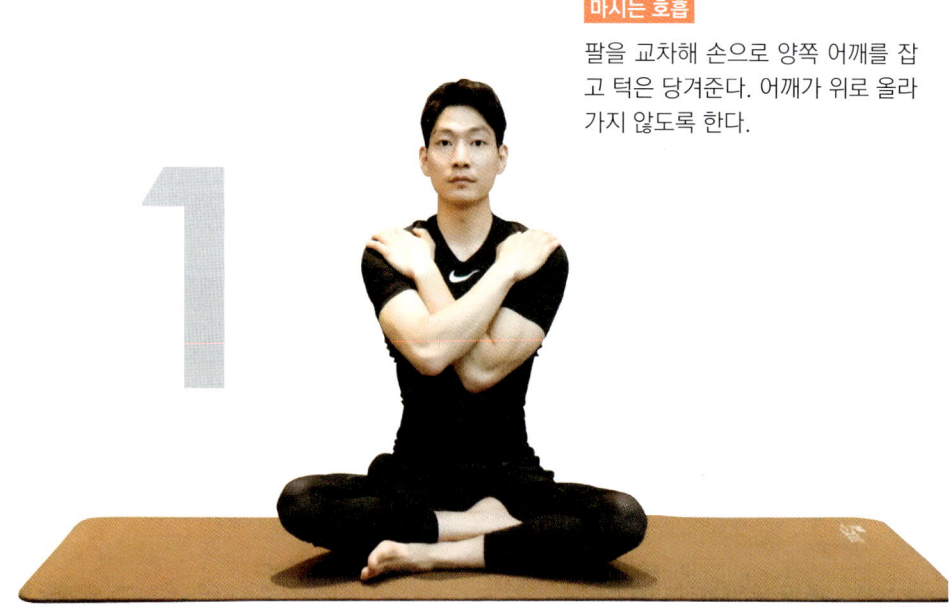

15회
3세트

CHECK

- 목을 과도하게 뒤로 넘길 경우 신경이 눌려 찌릿 할 수 있으니 주의한다.

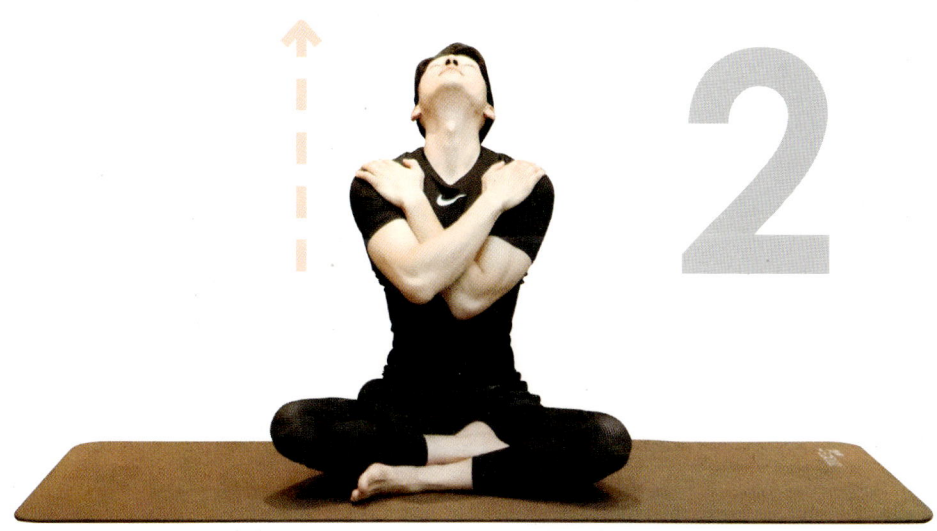

내쉬는 호흡

하늘을 쳐다보면서 목을 뒤로 젖혀준다.

굽은 등 펴는 스트레칭

굽은 등을 펴기 위해 폼롤러를 이용하는 동작이다. 폼롤러를 이용해 등 근육과 가슴 근육의 이완을 도와주기 때문에 이 운동이 끝난 후에는 몸이 펴지는 느낌을 받을 수 있을 것이다.

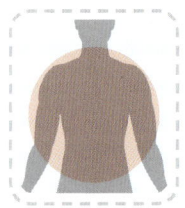

등, 가슴

> **POINT**
> · 가슴이 최대한 바닥 쪽으로 향할 수 있도록 지그시 눌러준다.

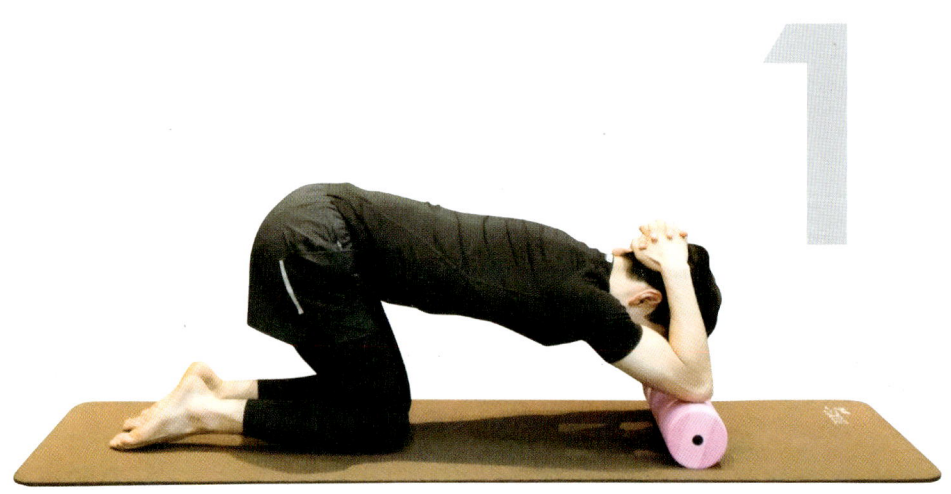

엉덩이를 약간 밀어 몸의 중심을 뒤쪽에 둔다. 팔꿈치는 폼롤러에 대고 머리 뒤쪽에 깍지 낀 손을 올린다.

15회
3세트

CHECK
- 머리가 폼롤러에 닿으면 스트레칭 하는 데 방해가 되기 때문에 머리와 폼롤러는 떨어트려준다.

2

내쉬는 호흡
가슴이 바닥으로 향하도록 눌러주며 폼롤러를 앞으로 굴려준다.

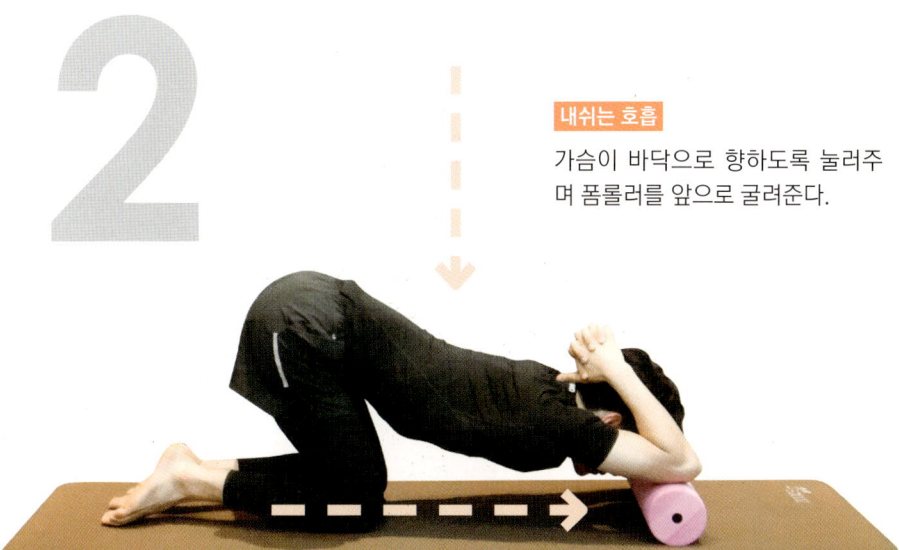

마시는 호흡
1번 자세로 돌아온다.

슈퍼맨 어깨 스트레칭

앞으로 굽은 어깨를 펴기 위하여 날개뼈 주변 근육의 활성도를 높여주는 동작이다. 말린 어깨 라인을 회복하여 예쁜 어깨선을 만들 수 있다.

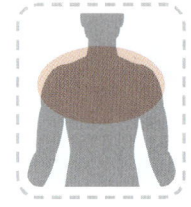

가슴, 어깨

> **POINT**
> - 복부의 힘을 주어 허리가 과도하게 꺾이지 않도록 한다. 가슴 근육이 짧아져있는 사람은 허리가 심하게 꺾일 수 있기 때문에 최대한 허리가 꺾이지 않도록 복부에 힘을 주고 날개뼈만 모아주는 느낌으로 지그시 눌러주어야 한다.

1

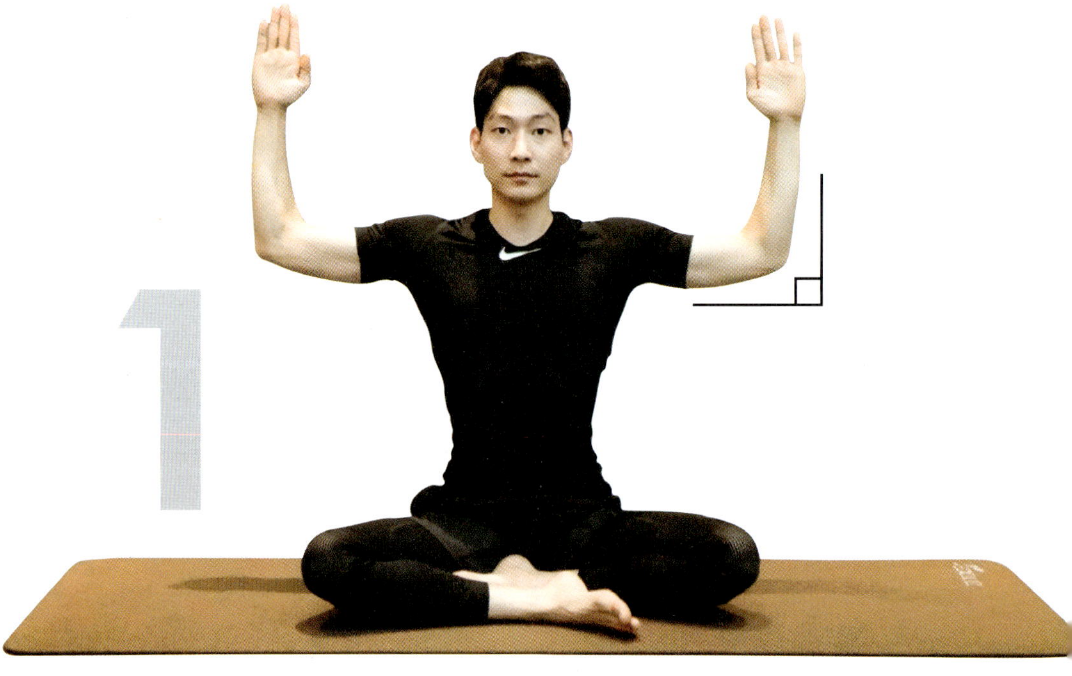

어깨와 팔꿈치를 일직선으로 두고 팔을 90도로 굽혀 팔꿈치와 손목을 일직선으로 만든다.

15회
3세트

CHECK

- 팔을 뒤로 보낼 때는 가슴을 내미는 것이 아니라 팔꿈치와 손목이 뒤쪽으로 향하도록 밀어준다. 또한 어깨에 힘을 많이 주면 어깨에 무리가 갈 수 있으니 주의한다.

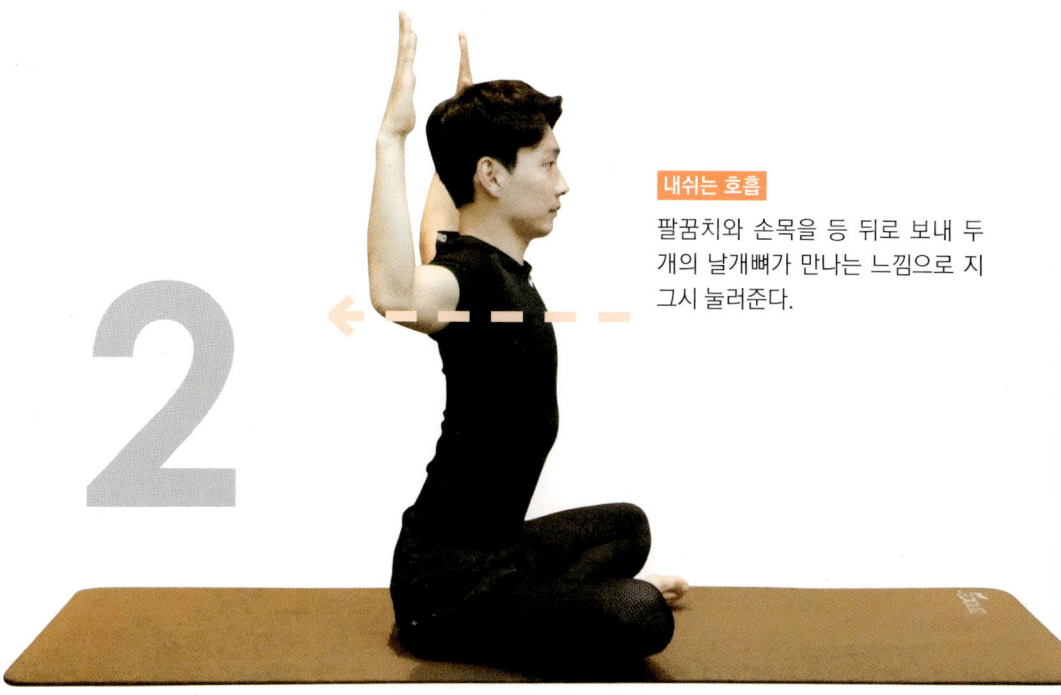

내쉬는 호흡

팔꿈치와 손목을 등 뒤로 보내 두 개의 날개뼈가 만나는 느낌으로 지그시 눌러준다.

마시는 호흡

양쪽 어깨의 힘을 풀어주며 1번 자세로 돌아온다.

어깨 회전 스트레칭

몸이 앞으로 굽으면서 어깨가 움직일 수 있는 범위가 제한된다. 어깨 주변의 근육을 스트레칭 하여 어깨가 편하게 움직일 수 있도록 만들어준다.

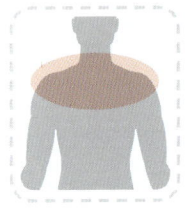

어깨

POINT

- 어깨가 정면을 바라보고 있는 것이 이 동작에서 가장 중요하다. 팔꿈치가 무릎에 걸려서 저항이 있는 상태이기 때문에 몸이 동그랗게 말리더라도 어깨의 움직임에 집중하자.

1

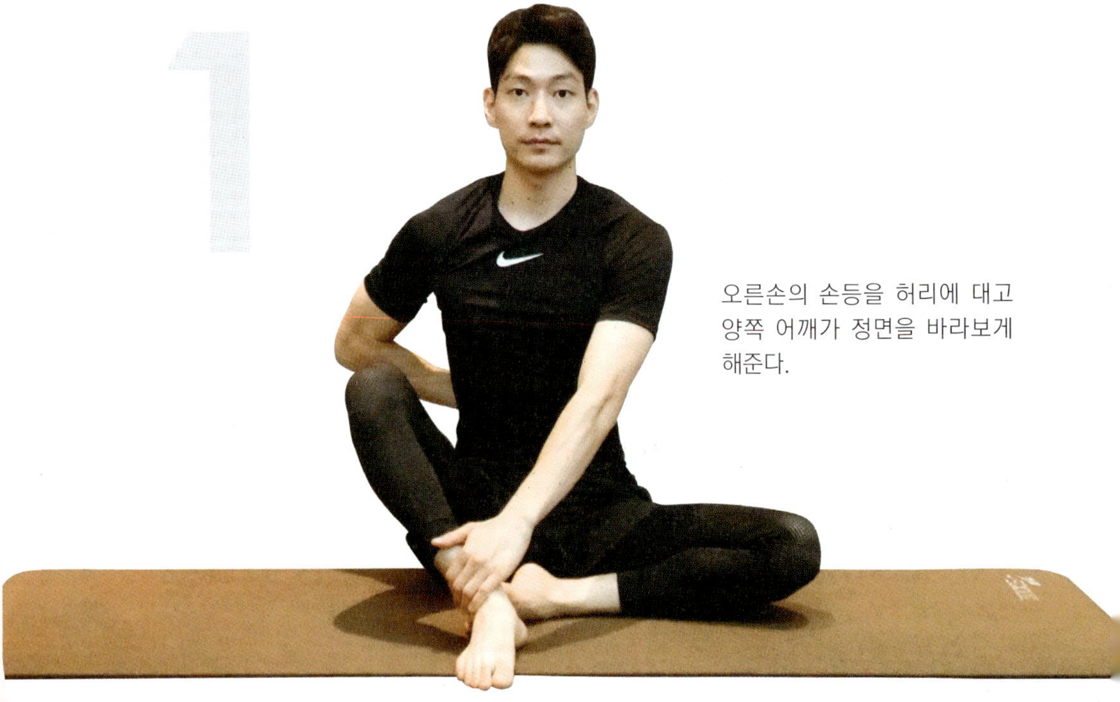

오른손의 손등을 허리에 대고 양쪽 어깨가 정면을 바라보게 해준다.

좌우
15회
3세트

CHECK

· 관절을 반대방향으로 밀어 자극하는 동작이다. 어깨 관절은 정말 약한 편이므로 버틸 수 있을 만큼만 해주는 것이 가장 좋다.

내쉬는 호흡

오른 팔꿈치를 오른 무릎 안쪽으로 넣고 양쪽 어깨는 정면을 향하도록 유지하고 무릎을 안쪽으로 눌러준다.

마시는 호흡

무릎의 힘을 풀면서 1번 자세로 돌아온다.

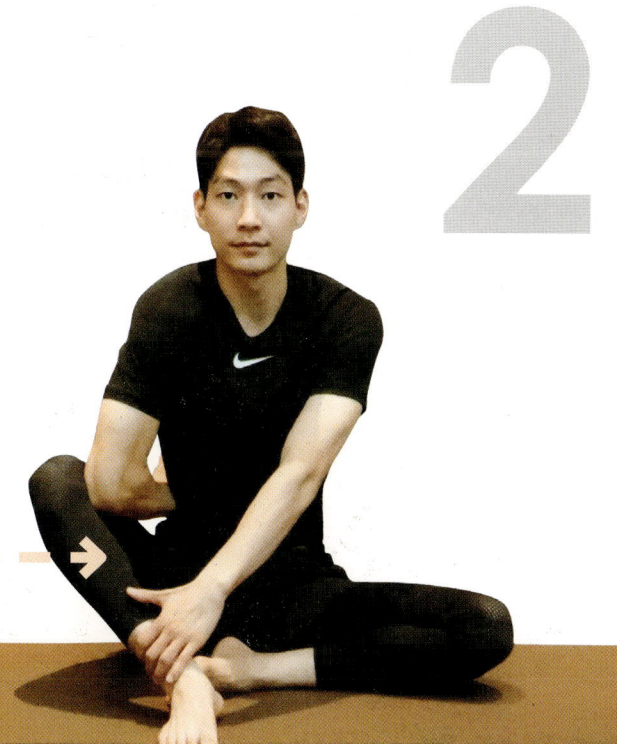

57

무릎 접어 어깨 스트레칭

상체를 고정시키고 스트레칭 해준다. 다리를 쭉 뻗고 하는 스트레칭으로 꾸준히 한다면 하체의 유연성도 함께 좋아지는 일석이조의 효과를 볼 수 있다.

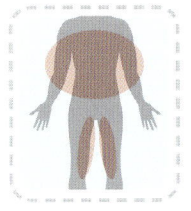

허벅지 안쪽,
허리, 가슴

POINT

- 발끝은 플렉스(19p)를 해준 상태로 가슴을 최대한 열어준다. 이때 억지로 자세를 잡기 위해 힘을 쓰면 다른 부위들에 통증이 생길 수 있으므로 할 수 있는 곳부터 천천히 늘여주는 방법으로 가는 게 가장 좋다.

양쪽 골반이 정면을 향하도록 유지한다. 왼다리는 펴고 오른다리는 안으로 접는다. 오른손은 등 뒤에서 허리를 감싸 왼쪽 허벅지를 잡는다.

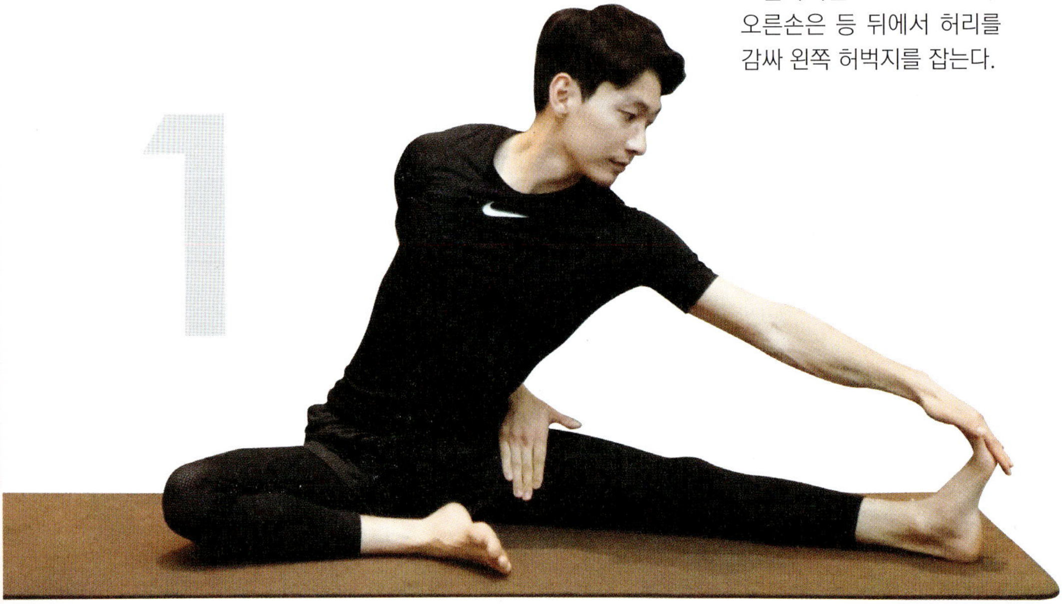

1

좌우
15회
3세트

CHECK

· 날개뼈가 열리지 않는 사람은 과도하게 허리를 피려고 하지 않는다.

내쉬는 호흡

허벅지를 잡은 쪽의 어깨는 시선과 함께 천장을 바라보며 허리를 펴준다.

마시는 호흡

1번 자세로 돌아온다.

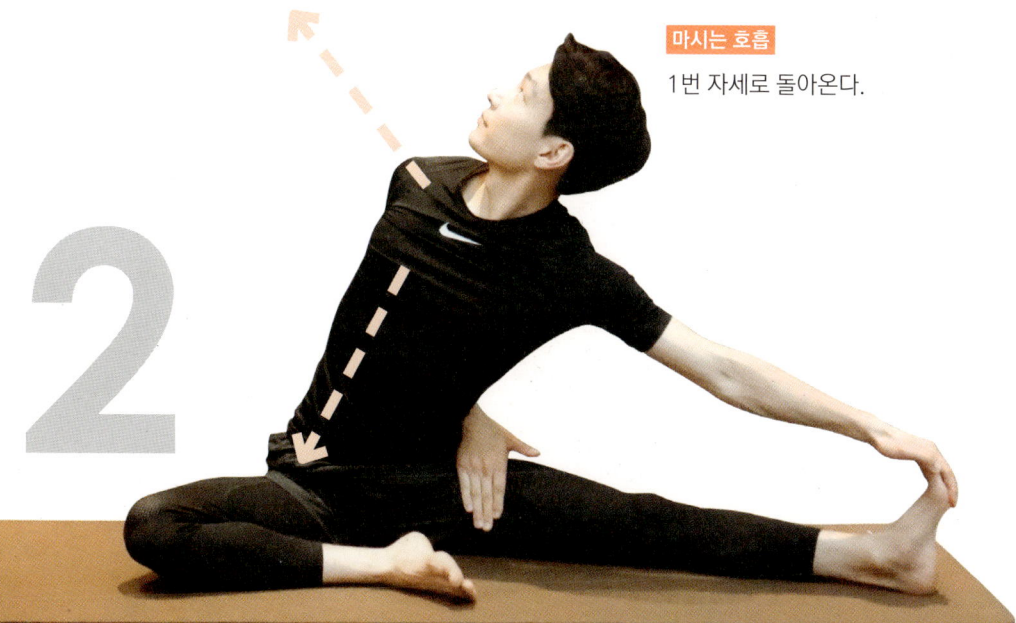

가슴과 어깨 근육 스트레칭

짧아진 가슴 근육의 과도한 긴장을 풀어주어 어깨 라인과 쇄골 라인을 바르게 만들어주는 스트레칭이다. 또 라운드숄더를 해소하는데 필요한 날개뼈의 힘을 길러주는 동작이니 아침 저녁으로 따라 해주면 더욱 좋다.

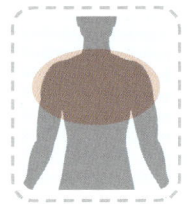

가슴, 어깨, 날개뼈

POINT
- 내쉬는 호흡에 어깨의 가동성을 효율적으로 높이기 위해 손끝을 어깨까지 끌어올린다.

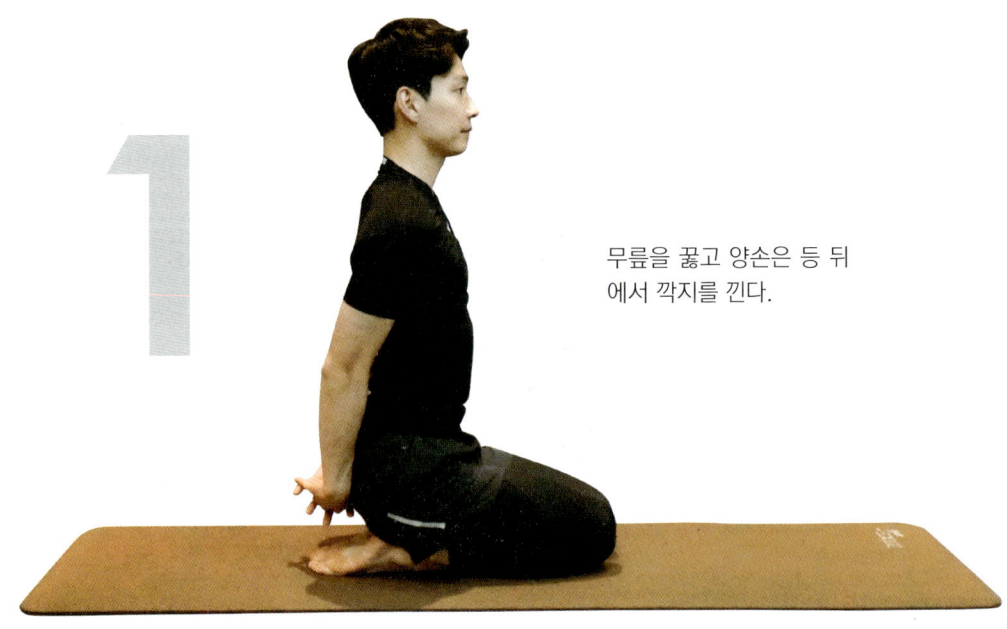

무릎을 꿇고 양손은 등 뒤에서 깍지를 낀다.

좌우
15회
3세트

CHECK

- 깍지 낀 손이 하늘을 향해 올라갈 때 양쪽의 날개뼈는 모아져 있어야 하고 가슴은 최대한 내려가 팔을 살짝 머리 쪽으로 올려준다. 팔을 힘으로 올리기 보다는 머리가 바닥 쪽으로 내려가면서 같이 끌려온다고 생각하며 동작을 해준다.

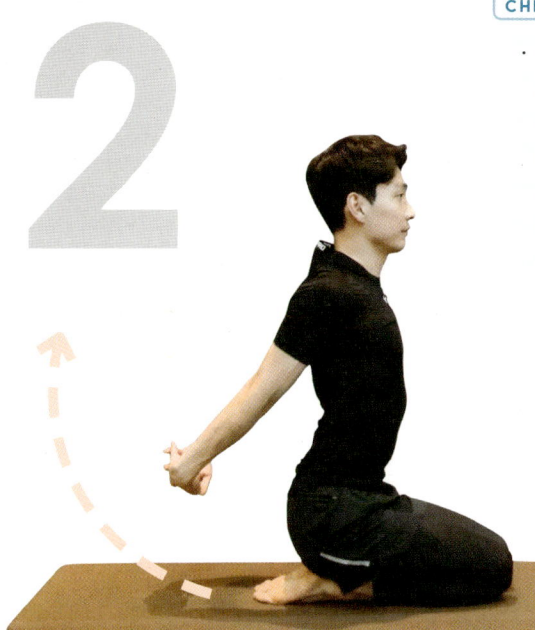

내쉬는 호흡
깍지 낀 양손이 풀리지 않도록 천장을 향해 천천히 보내준다.

가슴은 바닥에 닿게 눌러주면서 어깨를 최대한 뒤쪽으로 보내며 양쪽 날개뼈를 조인다.

마시는 호흡
고개를 들면서 어깨, 가슴, 허리 척추를 펴면서 순서대로 올라온다.

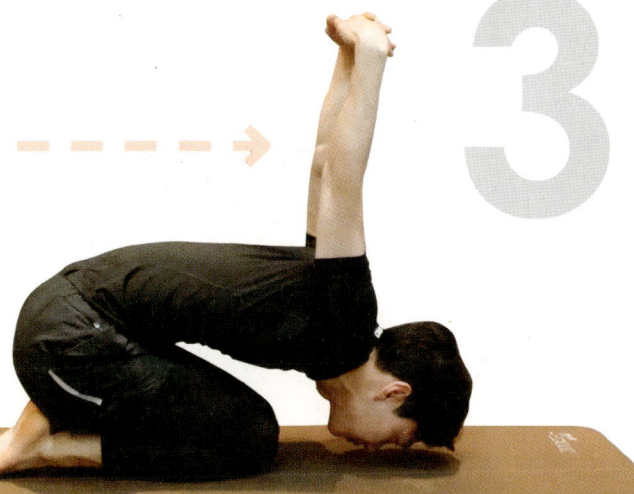

굽은 어깨 스트레칭

앞쪽 가슴 근육을 이완 시켜준다. 어깨가 굽은 사람들은 가슴 근육이 짧아져 있는 경우가 많기 때문에 어깨와 가슴 근육을 풀어주는 스트레칭이 필요하다.

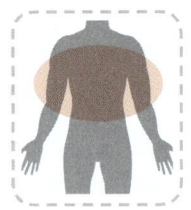

가슴, 팔

POINT
- 양쪽 어깨의 높이가 맞도록 해준다. 호흡을 뱉으면서 내려갈 때 팔이 아니라 어깨가 바닥에 닿도록 동작을 해준다.

1

무릎을 바닥에 댄 상태에서 오른팔은 옆으로 길게 뻗고 왼팔은 90도로 구부린다.

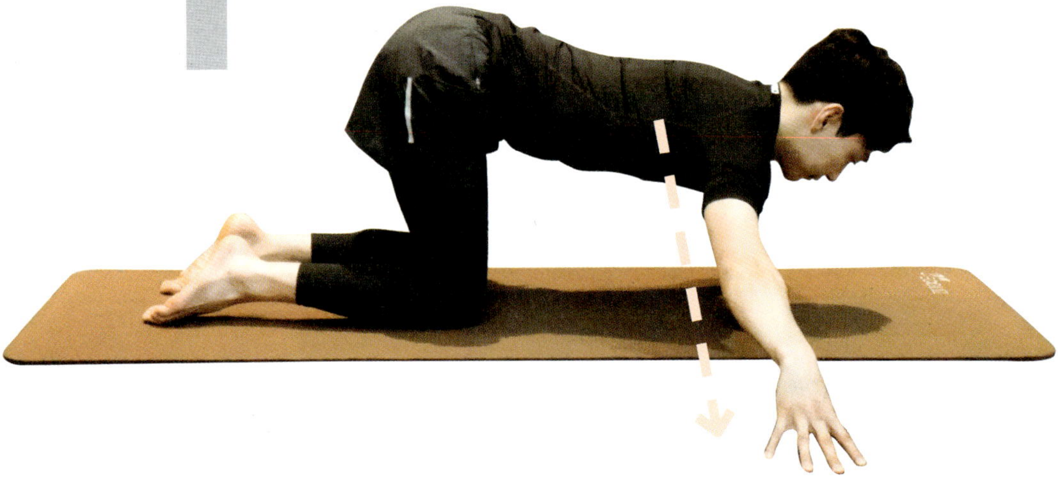

좌우
15회
3세트

CHECK

- 골반이 앞으로 밀리지 않도록 꼬리뼈는 하늘을 바라보도록 한다.

내쉬는 호흡

오른 어깨가 바닥에 닿도록 천천히 눌러주며 시선은 왼쪽을 바라본다.

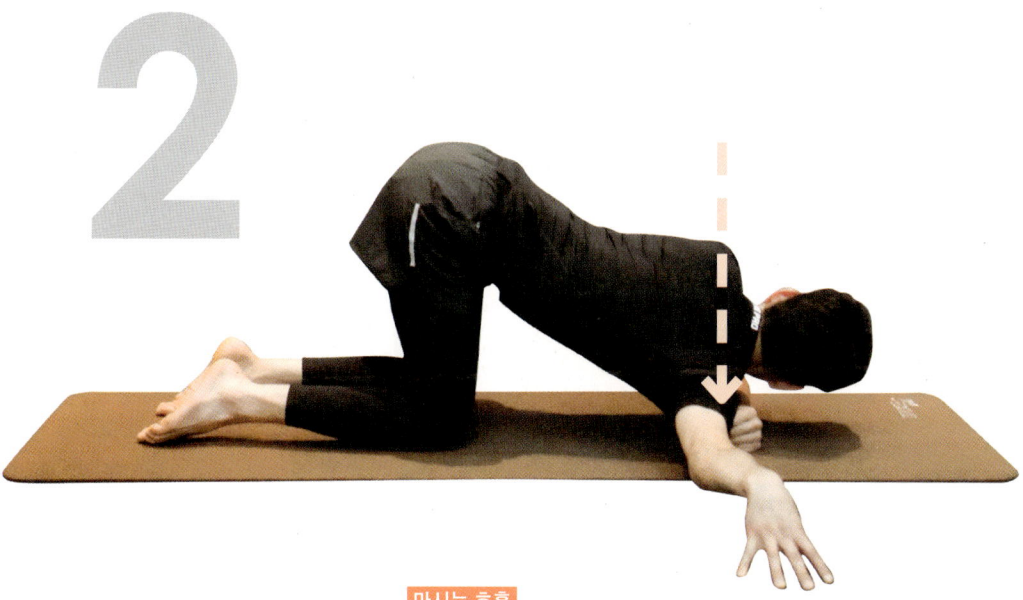

마시는 호흡

1번 자세로 돌아온다.

가슴 스트레칭

몸을 회전시켜 코어의 힘을 기를 수 있는 동작이다. 가슴 근육을 늘여 말린 어깨의 회복을 도와준다.

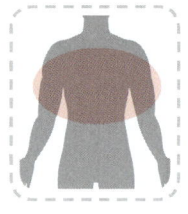

가슴

POINT

- 오른 어깨를 지그시 바닥으로 눌러주면서 말린 어깨를 펴준다.

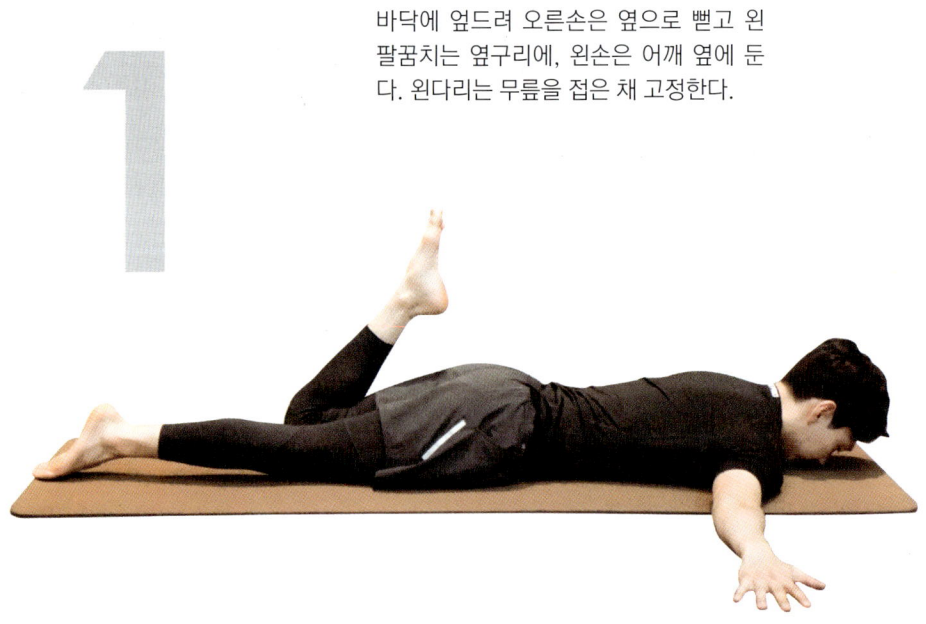

1 바닥에 엎드려 오른손은 옆으로 뻗고 왼 팔꿈치는 옆구리에, 왼손은 어깨 옆에 둔다. 왼다리는 무릎을 접은 채 고정한다.

좌우
15회
3세트

CHECK

- 고개를 들면 목이 경직될 수 있으니 고개는 바닥을 바라보며 동작을 해준다.

내쉬는 호흡
왼손으로 바닥을 밀어 왼다리를 오른 허벅지 바깥쪽으로 보낸다.

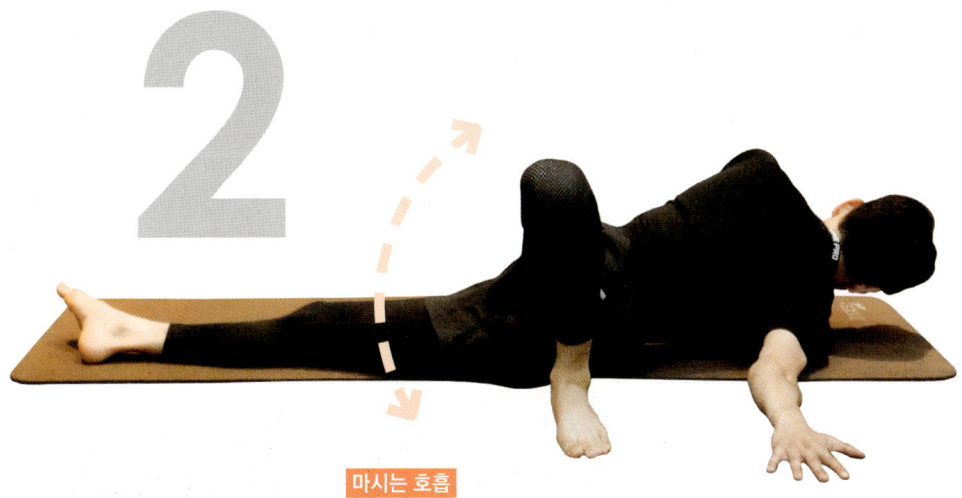

마시는 호흡
골반을 풀어주며 1번 자세로 돌아온다.

상체 순환 스트레칭

팔을 뒤로 뻗은 채 하는 동작으로 어깨와 팔에 큰 자극을 준다. 동시에 가슴을 열어주면서 스트레칭해 어깨와 팔, 가슴까지 모두 자극을 느낄 수 있다.

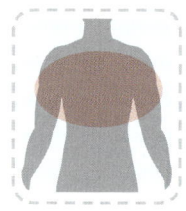

가슴

POINT
- 깍지가 풀리지 않도록 해주며 가슴의 전면부가 당기는 느낌을 받아야 한다.

1 오른다리는 펴주고 왼발바닥을 땅에 대고 무릎을 세운다. 손은 깍지를 껴 어깨를 고정해준다.

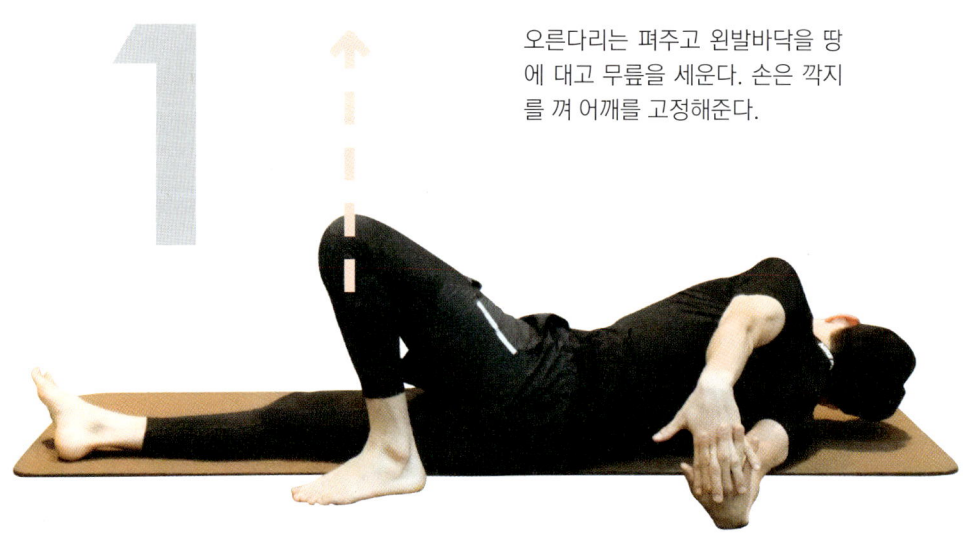

좌우
15회
3세트

CHECK

· 팔을 뒤로 해 깍지가 껴지지 않는다면 처음부터 무리하지 말고 할 수 있는 만큼만 하는 것이 좋다.

2

내쉬는 호흡

왼 무릎을 바닥으로 같이 눌러주며 상체를 트위스트 시켜준다.

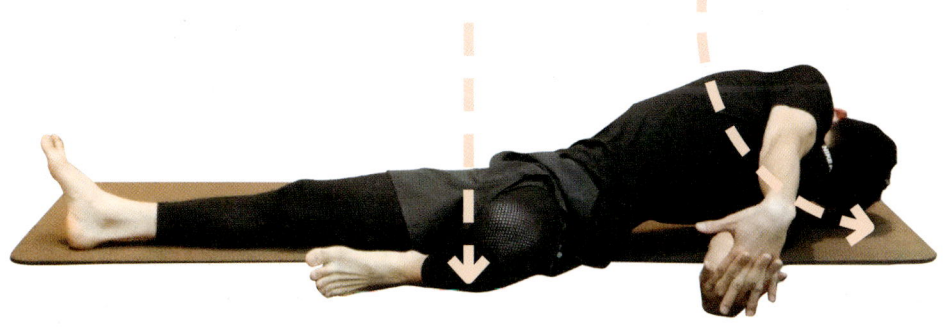

마시는 호흡

1번 자세로 돌아온다.

스트레칭 조이에게 물어보세요

Q 라운드숄더에 스트레칭이 효과가 있나요?

A 네, 라운드숄더는 거북목, 굽은 등, 굽은 어깨를 합쳐서 말합니다.
라운드숄더는 굴곡근의 수축으로 인하여 몸이 점점 굳어져서 나타나는 현상이며 평소에 오랫동안 앉아서 생활하는 사람들에게 많이 나타납니다. 스트레칭을 통해 나쁜 자세로 굳은 몸을 충분히 풀어주면 통증도 나아지고 얼마든지 바른 자세를 만들 수 있어요.

Q 스트레칭을 하면서 통증이 많이 줄어들었어요. 스트레칭이 몸의 균형을 맞추는데 도움이 되나요?

A 스트레칭을 꾸준히 해주면 몸의 균형이 더욱 바로 잡힐 거예요.
몸이 틀어지는 부분을 바로잡기 위해서는 뼈를 움직여야 합니다. 우리의 몸에서 뼈를 움직일 수 있는 곳은 근육입니다. 근육이 틀어지면 뼈는 당연히 밸런스가 맞지 않겠죠. 스트레칭으로 근육의 좌우를 동일하게 맞춰준다면 뼈의 균형도 그만큼 좋아지는 것이랍니다.

PART 02

월경통

월경통은 월경과 직접적으로 관련된 통증으로 주기적으로 반복된다. 이 때 신체의 불균형은 월경 시기의 골반 통증을 야기하는 원인이 된다. 골반의 통증은 월경을 하는 여성의 50% 이상이 경험할 정도로 흔하게 나타나는 통증이지만, 올바른 스트레칭을 통해 충분히 통증을 줄일 수 있다. 스트레칭으로 신체를 이완시키고 풀어주면서 혈액순환을 도와주면 통증의 강도를 낮출 수 있다.

골반을 풀어주는 스트레칭

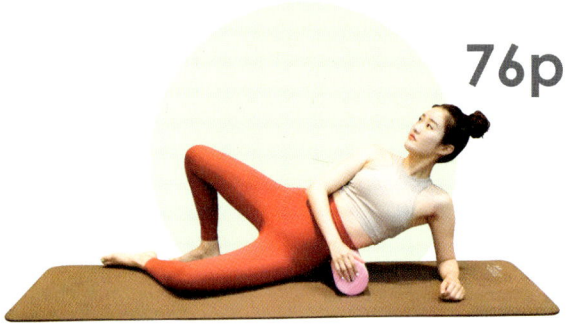

76p 골반 열어 스트레칭

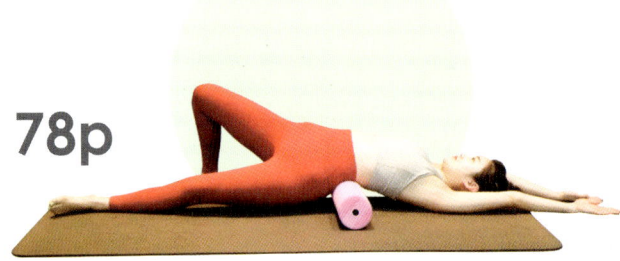

78p 기지개 스트레칭

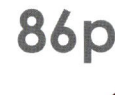
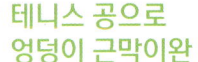

86p 테니스 공으로 엉덩이 근막이완

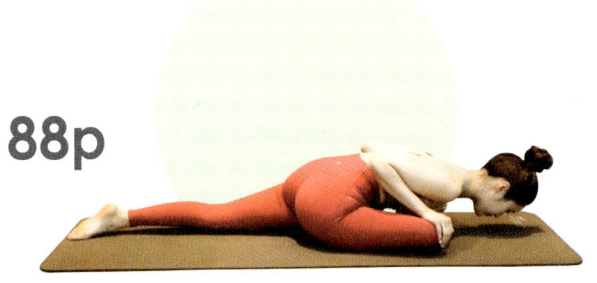

88p 비둘기 자세

부기해소에 도움을 주는 스트레칭

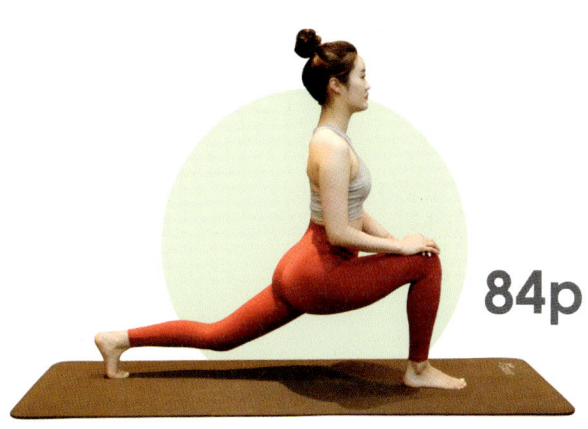

84p

고관절 스트레칭

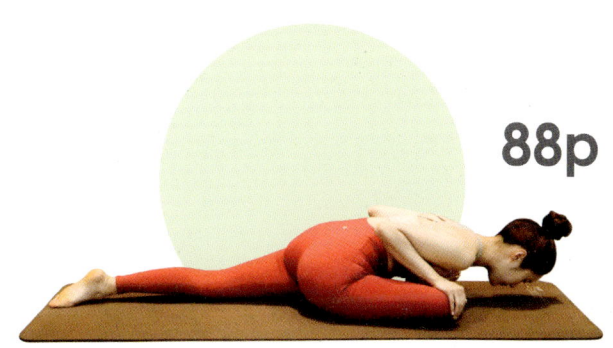

88p

비둘기 자세

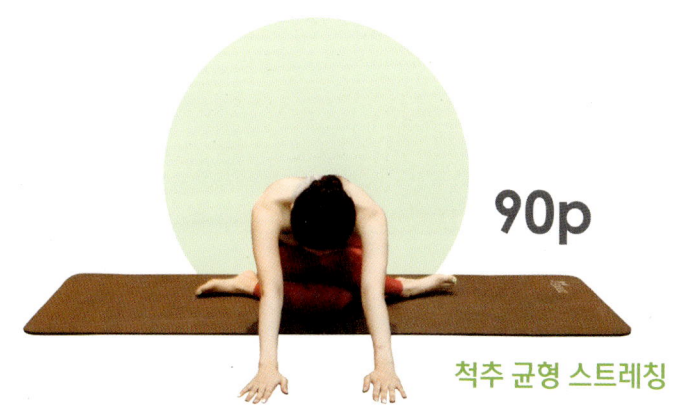

90p

척추 균형 스트레칭

폼롤러를 이용한 림프 순환 마사지

겨드랑이 안쪽과 가슴 근육의 이완을 도우며, 긴장된 어깨의 불균형을 해소해주는 효과가 있는 림프 순환 마사지이다. 자주 뭉치는 가슴 윗부분의 근육을 풀어주고 림프를 마사지해 전신의 피로를 풀어준다.

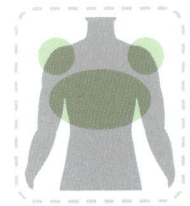

가슴, 어깨

POINT
- 엄지발가락으로 바닥을 밀어주면 맞닿은 가슴 윗부분이 더 큰 압박을 받아 스트레칭을 할 수 있다.

1

겨드랑이와 가슴 윗부분에 폼롤러가 닿을 수 있도록 고정한다.

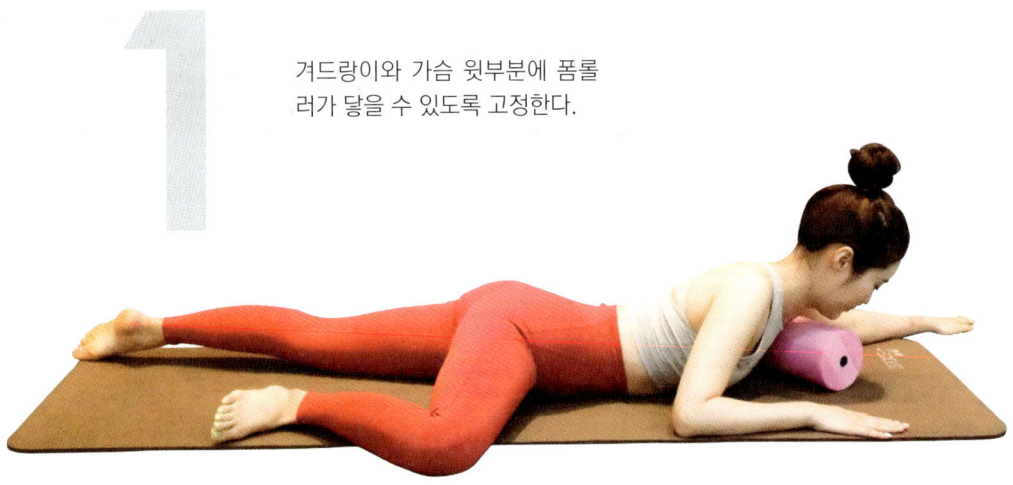

좌우
15회
3세트

2

내쉬는 호흡

오른손은 귀 뒤에 대고 양쪽 어깨에 같은 힘을 주어 고정한 상태로 천장을 바라보며 가슴을 들어 올린다.

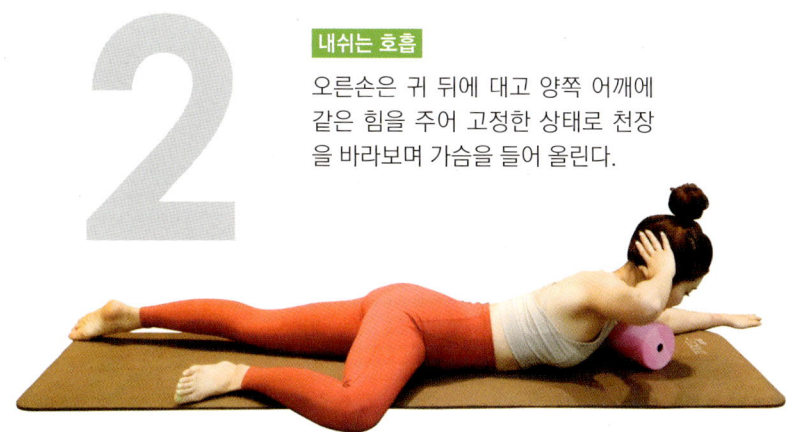

CHECK
- 들고 있는 어깨에 과한 긴장을 주지 않으면서 동작을 진행하는 것이 좋다.

3

마시는 호흡

폼롤러에 맞닿은 가슴을 몸으로 밀어주면서 누른다.

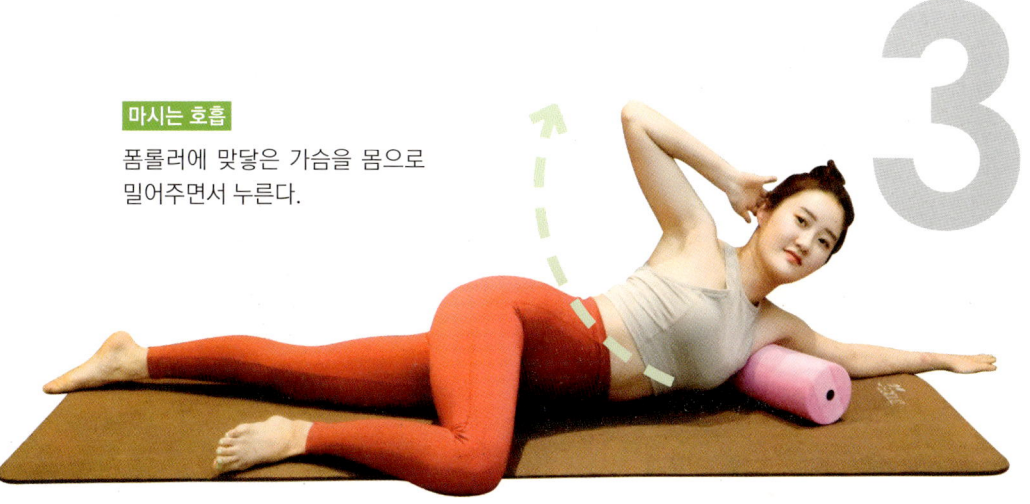

날개뼈와 림프 스트레칭

어깨 앞쪽과 날개뼈의 이완을 도와 긴장된 어깨의 불균형을 잡아내는 효과가 있는 운동이다. 결림이 많은 어깨의 근막을 풀어내면 뭉친 어깨가 시원해지고 움직일 수 있는 범위가 넓어진다. 어깨와 날개뼈가 움직일 공간이 부족할 경우 혈액공급이 원활하지 않기 때문에 월경통이 있는 사람은 반드시 풀어주어야 한다.

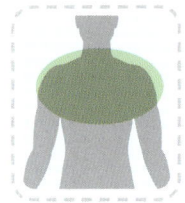

어깨, 가슴

POINT
· 밀고 당기는 힘의 균형이 중요하다.

1 엎드린 상태에서 왼쪽 겨드랑이 아래에 폼롤러를 45도 기울여 고정하고 오른쪽 팔꿈치와 두 다리를 접는다.

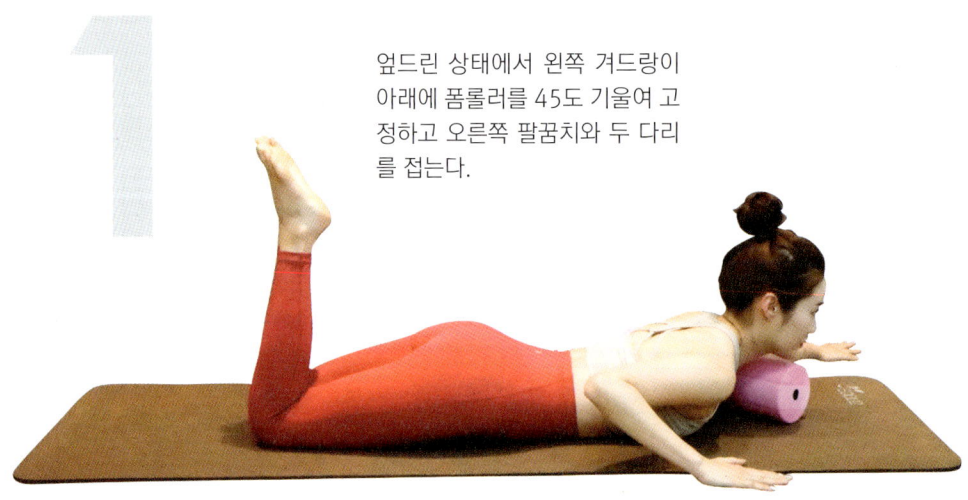

좌우
7회
2세트

내쉬는 호흡

오른다리를 왼다리 허벅지 뒤쪽으로 넘겨준다. 오른팔을 펴면서 왼팔에 힘을 주어 폼롤러를 사선으로 밀어준다.

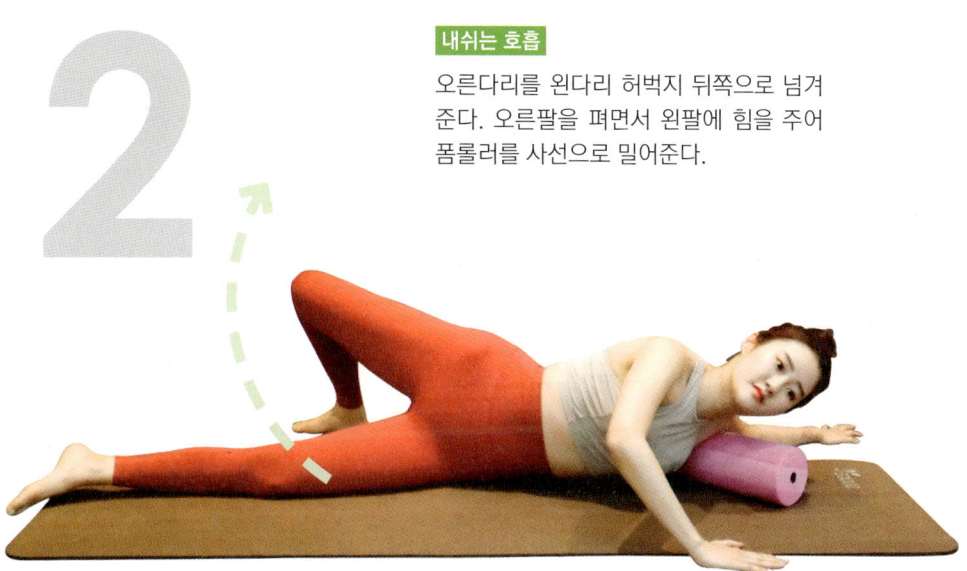

마시는 호흡

1번 자세로 돌아온다.

CHECK

- 폼롤러의 자극을 결정하는 오른 어깨와 팔꿈치에 과도한 긴장이 없도록 조절해야 한다.

골반 열어 스트레칭

다리를 꼬는 습관이 있거나 바지 뒷주머니에 지갑을 넣고 다니는 사람들에게 좋은 스트레칭이다. 주로 뻐근함을 느끼는 근육은 과한 자극을 받기 쉬우므로 아프지 않을 정도로만 이완시킨다. 골반이 원활히 움직이지 않으면 자궁의 압박이 심해져서 통증이 더 나타날 수 있으므로 꼭 풀어줘야 한다.

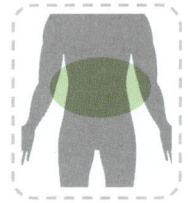

허리

POINT
· 몸의 무게중심이 바닥으로 더 많이 향할수록 강한 자극을 받을 수 있다.

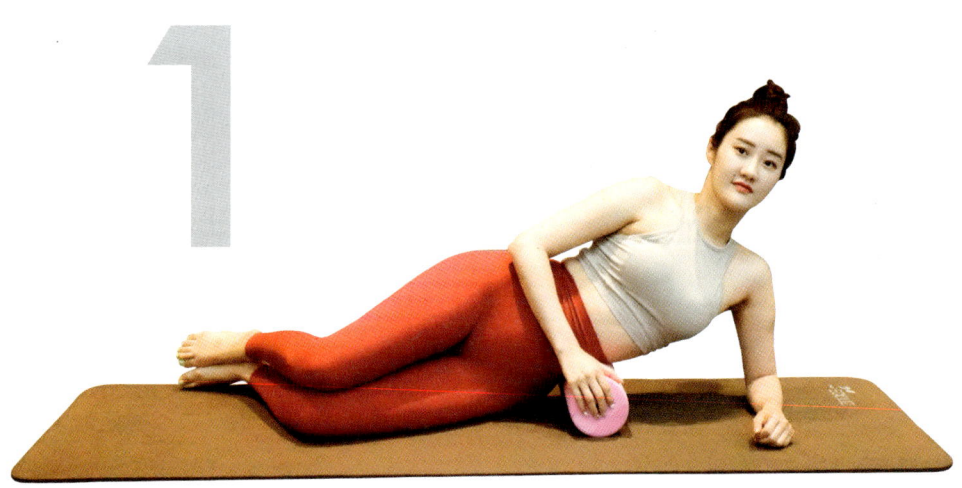

왼 팔꿈치를 바닥에 고정한 후 마지막 갈비뼈와 툭 튀어나온 골반뼈 사이(허리 가장 얇은 부분)에 폼롤러를 넣어 엉덩이를 지그시 바닥에 눌러준다.

좌우
8회
2세트

2

내쉬는 호흡
오른 무릎은 천장을 향해 열어준다.

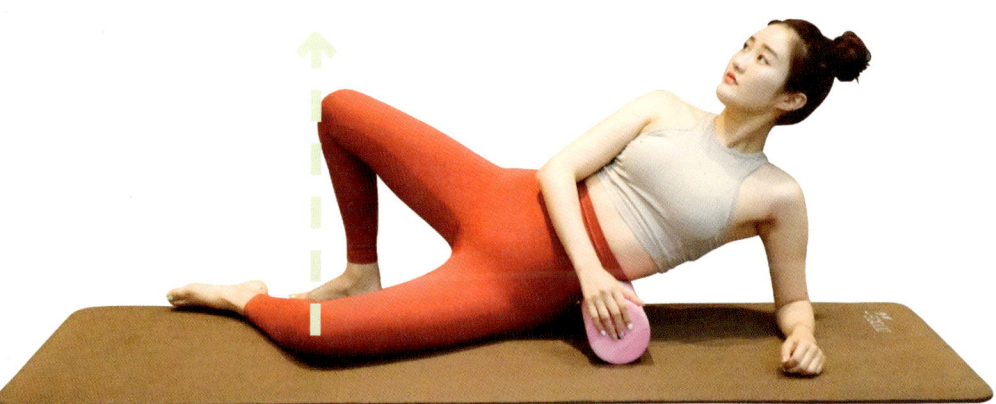

마시는 호흡
1번 자세로 돌아온다.

CHECK

- 몸의 무게를 지탱하는 어깨에 과도한 긴장이 있을 경우 허리가 풀리는 것이 아니라 어깨가 뭉치게 된다. 월경 중에는 근육의 수축 현상이 많아 이를 해소하기 위한 순환을 목적으로 하는 동작이기에 아프지 않은 적당한 압력을 주는 것을 첫 번째로 한다.

기지개 스트레칭

요방형근은 허리에서 골반 안쪽으로 이어지는 근육이다. 요방형근이 짧아지면서 골반 안쪽에 위치한 장기들에 압박이 가해져 통증이 심해지고 혈액순환이 잘 되지 않는다. 다른 근육의 움직임은 최소한으로 하고 요방형근을 집중적으로 늘여주는 것이 좋다.

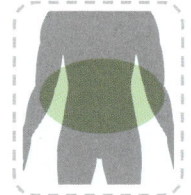

허리

POINT

- 상하체의 순환을 돕는 근육을 푸는 동작으로 엉덩이에 적당한 힘을 주어 바닥으로 눌러준다. 누르는 힘이 강할수록 자극이 더 커진다.

1

마지막 갈비뼈와 골반뼈 사이에 폼롤러를 고정하고 양 손끝과 발끝을 길게 뻗는다.

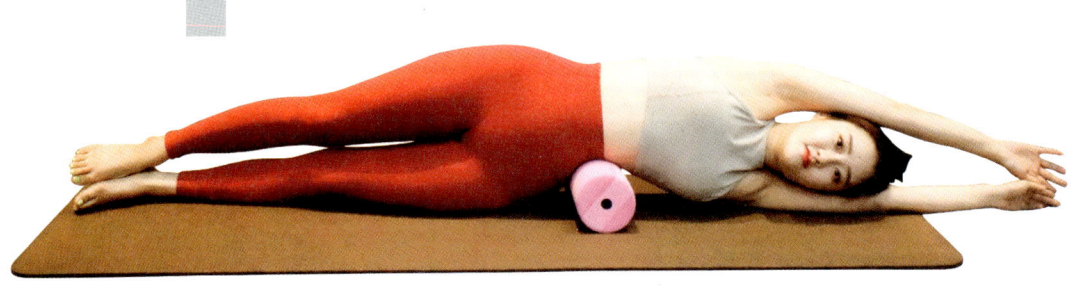

좌우
3회
3세트

오른 무릎을 접는다.

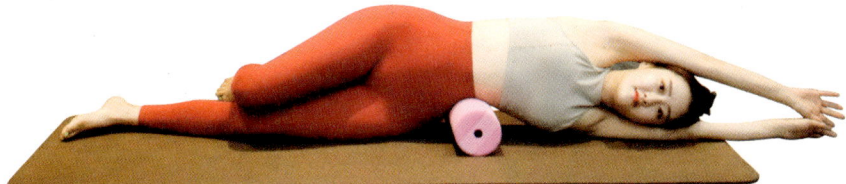

CHECK

- 손발 끝에 과하게 힘을 주면 저릴 수 있으니 어깨와 엉덩이에는 힘을 빼고 바닥에 누운 채 동작을 이어간다.

내쉬는 호흡

접은 오른 무릎을 세워 무릎과 상체가 천장을 바라보도록 한다.

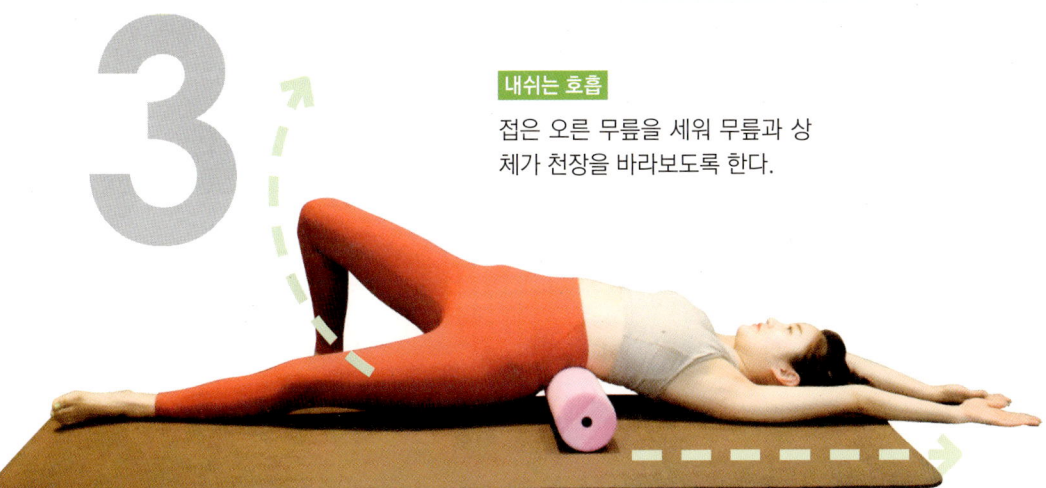

마시는 호흡

정면을 바라보며 내려온다.

옆구리 스트레칭

허리를 안정화시키는 역할을 담당하는 근육을 순차적으로 풀어냄으로 몸통 측면부의 유연성을 높이고 혈액순환이 잘 되도록 도와 월경 중 허리 통증을 효과적으로 줄이는 스트레칭이다.

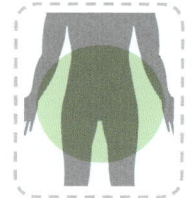

복부, 허리, 골반

POINT

- 동작 내내 엉덩이가 떨어지지 않고 어깨와 허리가 말리거나 꺾이지 않도록 균형을 잡고 늘어나는 쪽 엉덩이를 바닥에 지속적으로 붙이는 힘을 주는 것 또한 중요하다.

오른다리는 안쪽으로, 왼다리는 바깥으로, 무릎과 무릎의 위치는 일직선으로 맞추고 양손은 옆으로 나란히 펼쳐 자세를 고정한다.

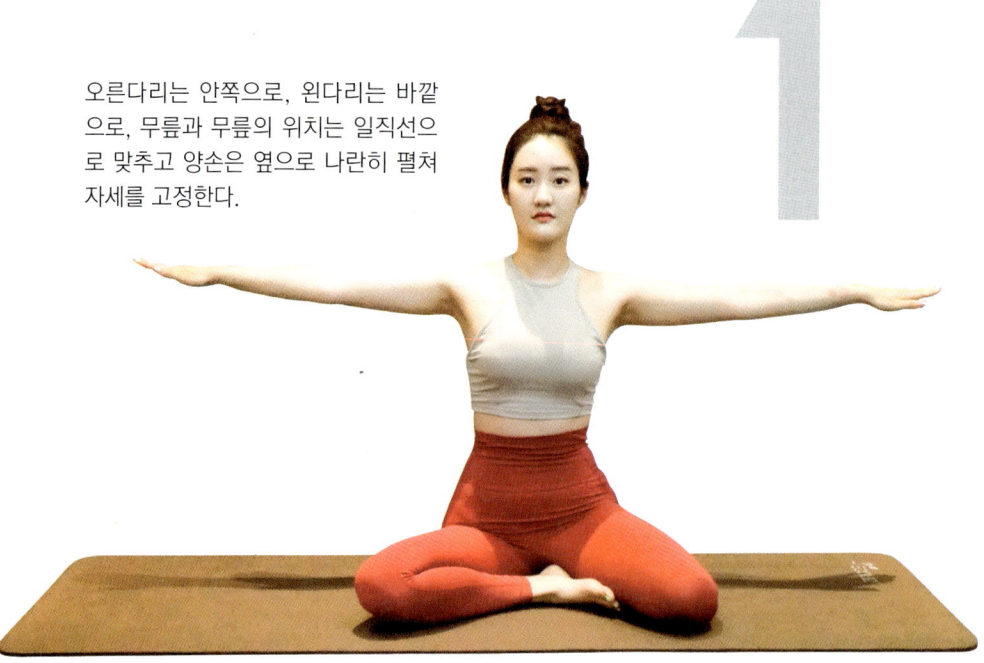

80

> 좌우
> 7회
> 2세트

CHECK

- 다리의 가동성이 안 나와 엉덩이가 바닥에서 떨어질 경우 양쪽 다리를 앞으로 꺼내주거나 무릎 꿇고 앉아도 된다.

내쉬는 호흡
왼손 끝은 반대 방향으로 길게 뻗고 오른팔의 팔꿈치를 바닥에 댄다.

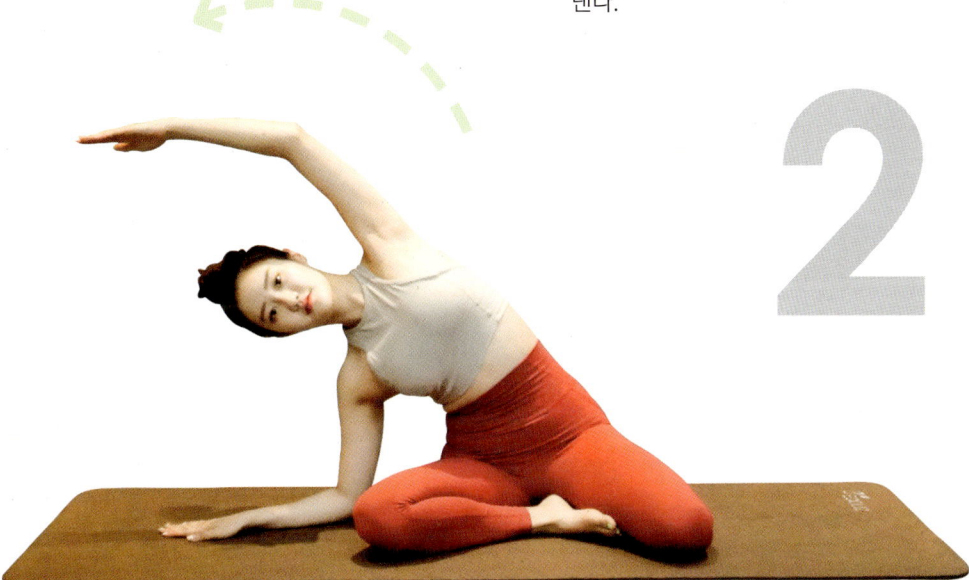

2

마시는 호흡
1번 자세로 돌아온다.

런지를 이용한 복부 스트레칭

복부에 위치한 내장기관 안쪽의 근육의 길이를 늘여주어 골반의 좌우 불균형을 해소해주는 운동이다. 나쁜 자세로 생활해 짧아진 근육의 길이를 늘여주며 상체와 하체를 연결하는 서혜부에 위치한 림프를 자극하고 혈액순환이 원활하도록 도와주어 부기를 해소한다.

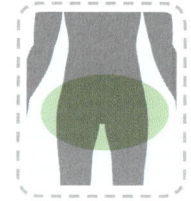

골반

POINT

· 무릎을 지그시 앞으로 눌러주며 하체의 순환을 도와주는 근육을 자극하면서 그 반동으로 손끝을 뒤로 보내준다.

오른 무릎과 발목을 일직선으로 맞추고 왼다리는 최대한 멀리 보낸다.

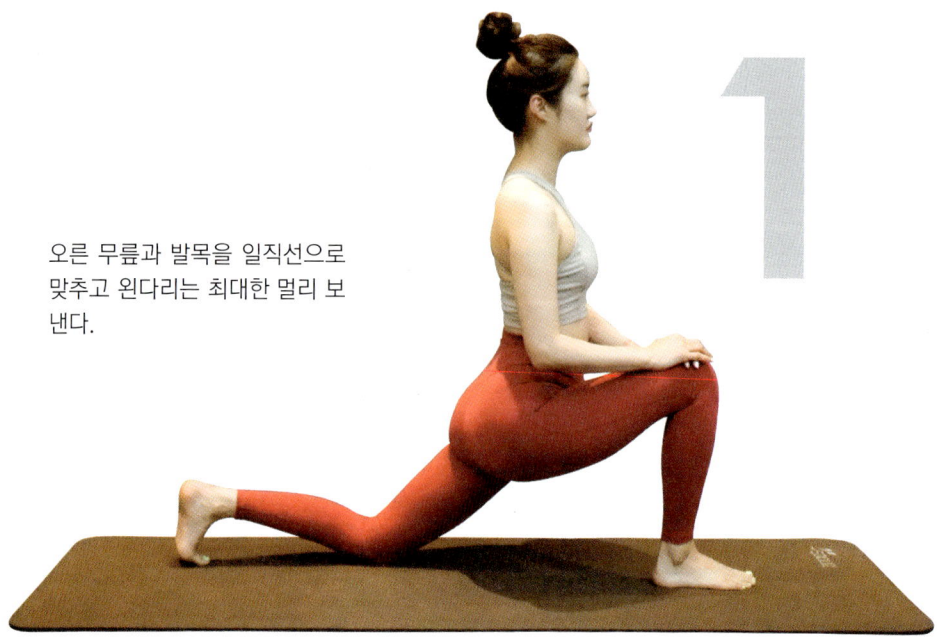

좌우
5회
3세트

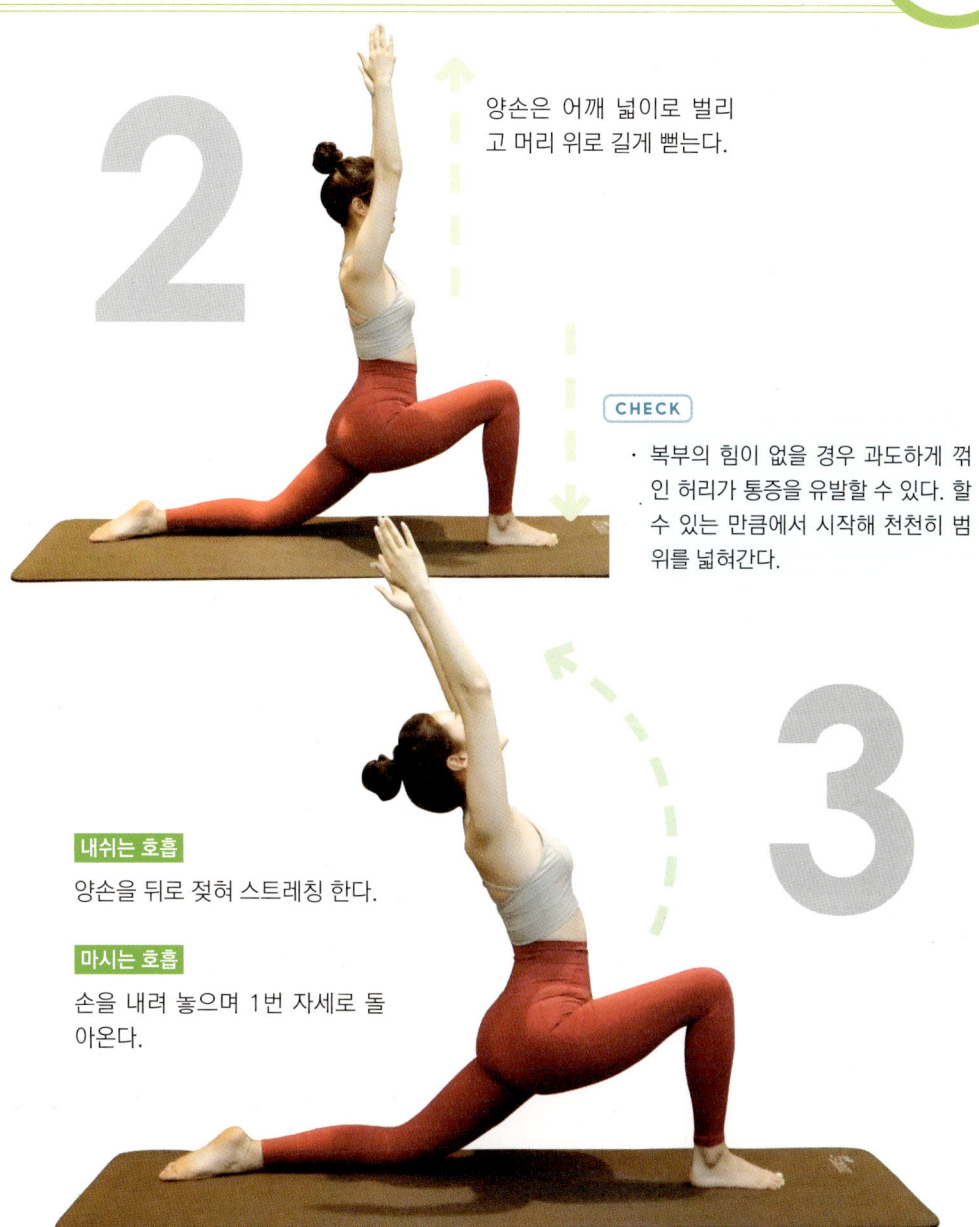

양손은 어깨 넓이로 벌리고 머리 위로 길게 뻗는다.

CHECK

· 복부의 힘이 없을 경우 과도하게 꺾인 허리가 통증을 유발할 수 있다. 할 수 있는 만큼에서 시작해 천천히 범위를 넓혀간다.

내쉬는 호흡
양손을 뒤로 젖혀 스트레칭 한다.

마시는 호흡
손을 내려 놓으며 1번 자세로 돌아온다.

고관절 스트레칭

짧아진 하체 근육을 늘여 움직일 수 있는 범위를 넓혀주고 월경 중의 하체 부기를 한 번에 해소해주는 동작이다. 부기로 무거워진 걸음걸이를 스트레칭으로 가볍게 만들어준다.

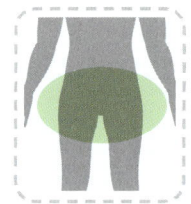

골반

POINT

- 발뒤꿈치로 매트를 밀어내는 힘을 꼭 기억하고 오른 무릎은 계속해서 앞으로 민다. 목은 길게 늘이고 어깨는 아래로 끌어내리듯 힘을 주어 어깨와 귀가 멀리 떨어지도록 한다.

오른 무릎과 발목은 일직선으로 고정하고 왼발은 길게 뻗어 무릎과 앞꿈치를 매트에 고정한다.

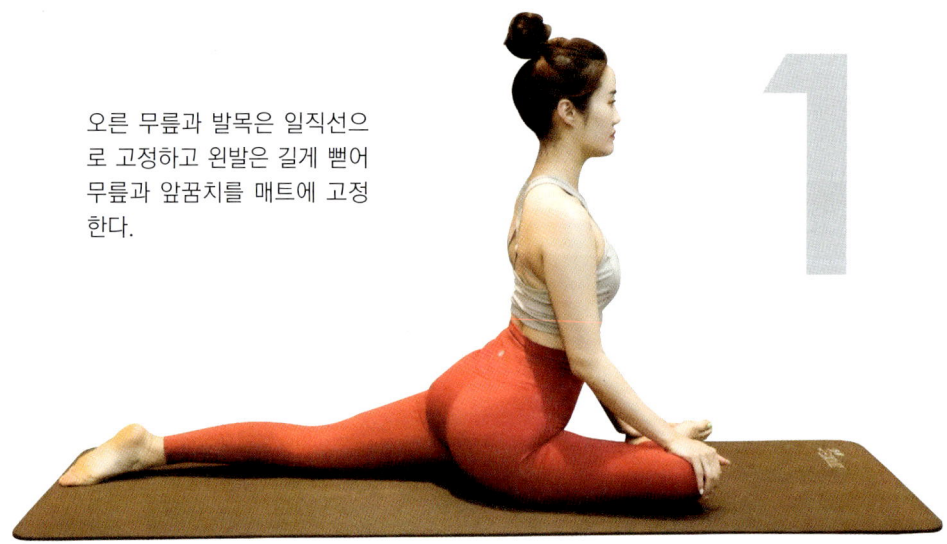

1

좌우
10회
2세트

CHECK
- 엉덩이 강화 운동이 아니라 골반 주위 스트레칭으로 엉덩이보다 골반의 움직임에 집중한다.

2

내쉬는 호흡
왼발의 엄지발가락에 힘을 주어 매트에 고정하고 발뒤꿈치를 뒤로 밀어 무릎을 들어올린다.

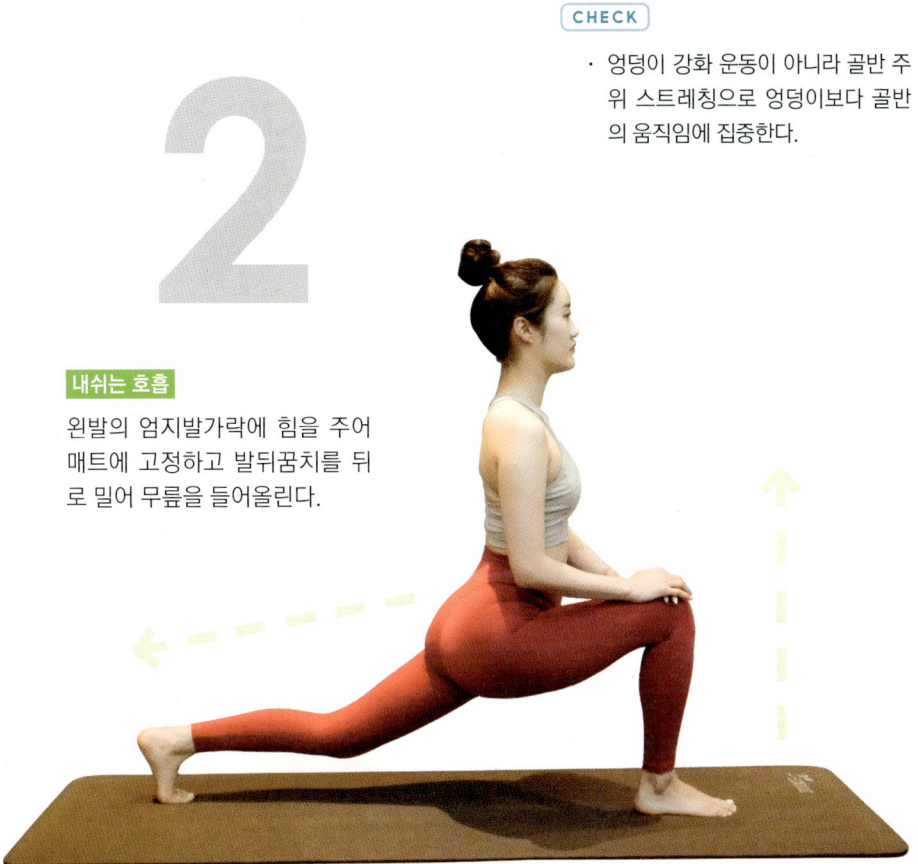

마시는 호흡
무릎을 바닥에 천천히 내리며 돌아온다.

테니스 공으로 엉덩이 근막이완

고관절의 범위를 넓히고 등 근육을 이완시키는 동작이다. 월경 중의 뭉친 허리 근육과 피로를 풀어준다.

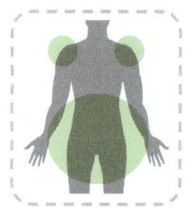

허리, 골반, 어깨

POINT
- 고관절을 회전시켜 근육을 풀어준다.

엉덩이 아래 공을 두고 양 무릎을 접어 다리를 산 모양으로 만든다.

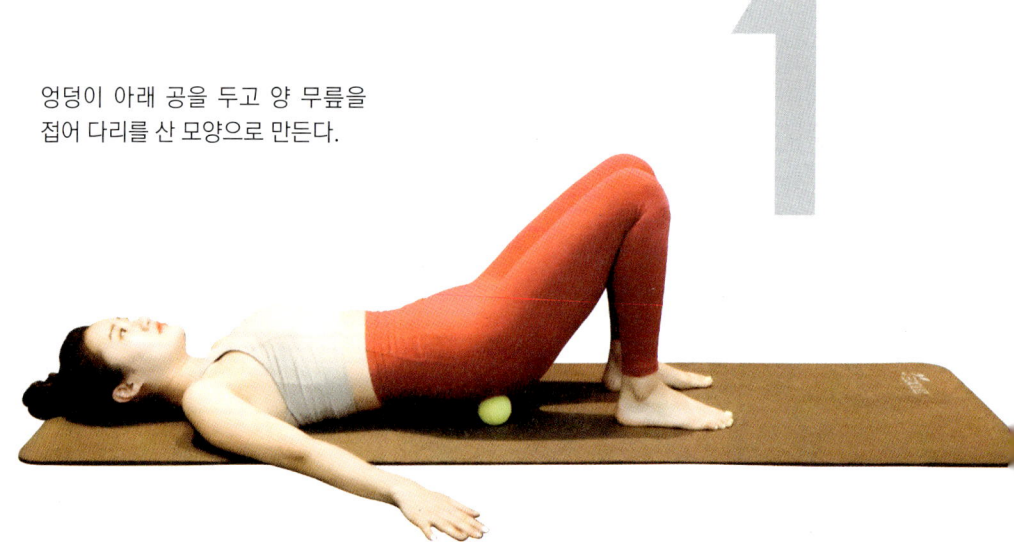

3회
3세트

내쉬는 호흡
오른다리는 펴고 왼 무릎을 오른다리 쪽으로 눌러 주면서 등허리와 엉덩이를 자극한다.

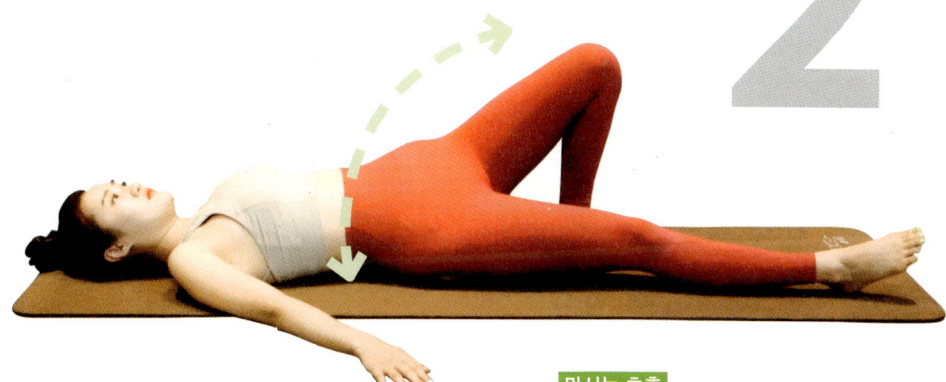

2

CHECK
· 왼쪽 어깨가 들려 등과 허리가 과도하게 꺾이지 않도록 한다.

마시는 호흡
1번 자세로 돌아온다.

비둘기 자세

혈액순환 개선과 허리통증을 예방하는 자세이다. 월경 중 혈액순환이 원활히 되도록 도와주고 틀어진 골반 균형을 맞추어준다.

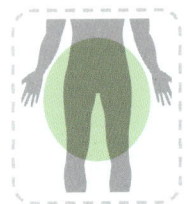

엉덩이, 골반, 허벅지 바깥쪽

POINT

- 왼쪽 골반을 지그시 눌러주며 수평을 맞춰 두 엉덩이의 균형을 유지하는 것이 중요하다.

오른 발목과 무릎을 일직선이 되도록 만든다. 오른 발목과 왼다리를 일자로 만들어 유지한다. 양손은 발목과 무릎 위에 각각 올려둔다.

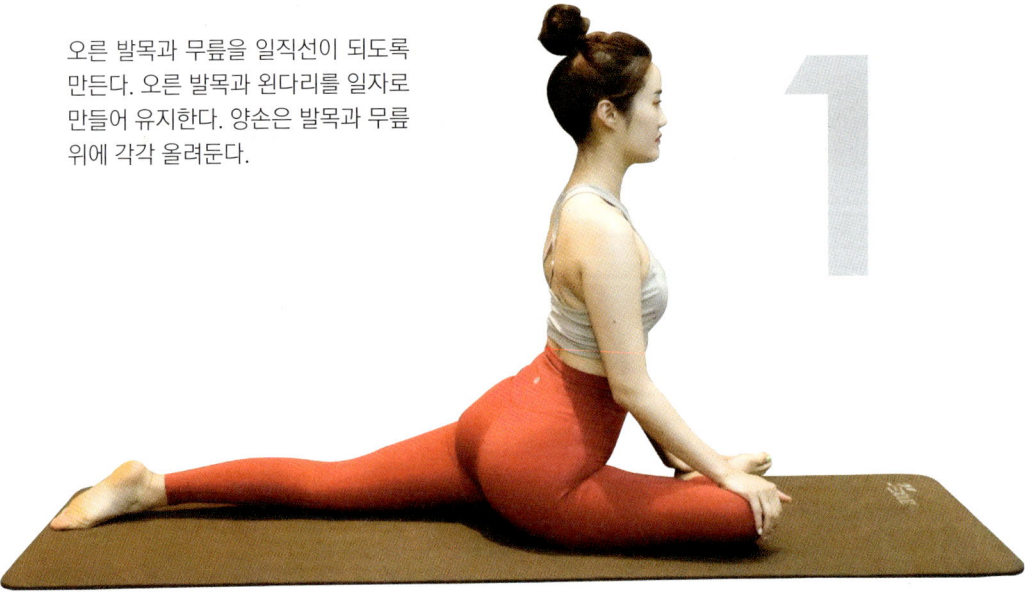

좌우
8회
3세트

2

내쉬는 호흡
팔꿈치로 허리를 쓸며 가슴을
바닥으로 내려 보낸다.

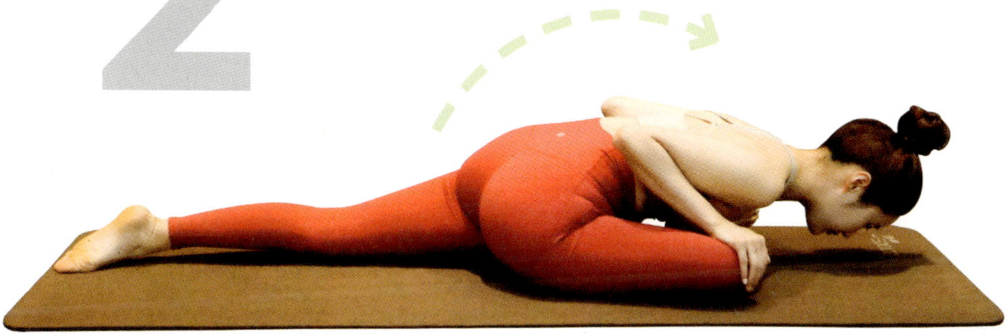

마시는 호흡
머리를 들어 정면을 바라보고
제자리로 돌아온다.

CHECK
· 엉덩이가 한 쪽으로 쏠리지 않도록 하고,
  발목이 무릎과 일직선에서 허벅지 안쪽
  과 더 가까울수록 자극이 약해진다.

척추 균형 스트레칭

틀어진 척추와 골반의 균형을 잡아주는 동작이다. 굳어있는 고관절을 보다 효율적으로 풀어주며 엉덩이를 자극하여 골반이 전후방으로 움직일 수 있도록 근육을 이완시켜준다.

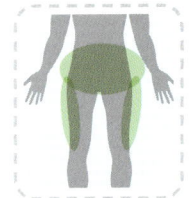

엉덩이,
허벅지 바깥쪽

POINT
- 어깨가 말리지 않도록 겨드랑이와 어깨에 힘을 주어 매트로 내려간다.

몸의 중앙에서 두 무릎을 포개어준다.

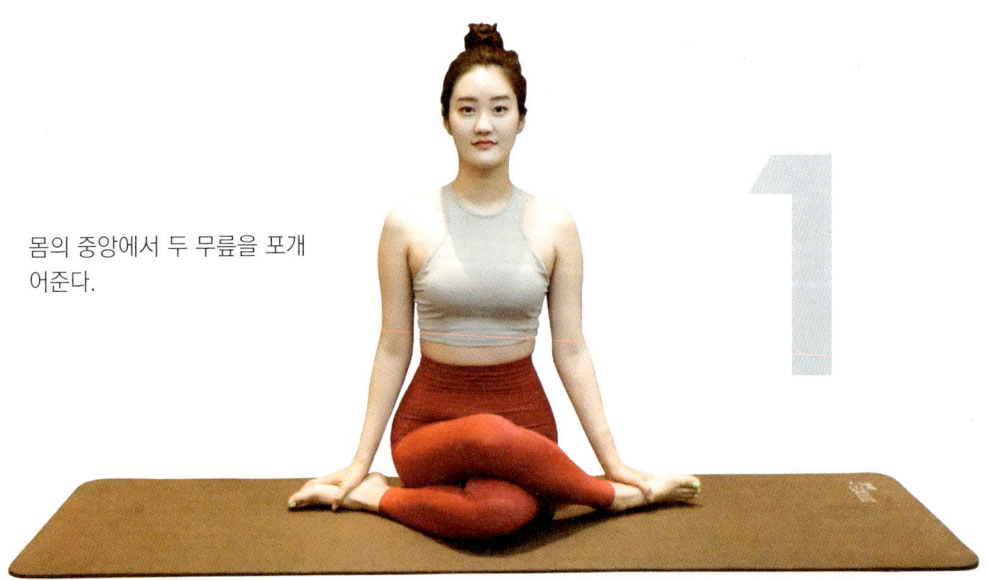

좌우
7회
2세트

내쉬는 호흡
최대한 어깨를 활짝 편 상태에서 두 발을 잡고 상체를 바닥으로 기울인다.

2

CHECK
· 좌우의 엉덩이가 들리지 않도록 계속 눌러준다.

3

상체를 앞으로 더욱 기울이며 팔을 쭉 뻗어 자극을 더한다.

마시는 호흡
천천히 팔을 접어 올라온다.

스트레칭 조이에게 물어보세요

Q 월경통 때문에 일상생활에도 지장이 있어요. 어떻게 하면 좋죠?

A 월경통의 원인은 자궁의 과도한 수축이에요. 아무래도 산통과 유사한 통증이기 때문에 쥐어짜는 듯 아프죠. 가뜩이나 회사생활로 긴장되어 온몸의 근육이 수축된 상태라면 더 많이 붓고 통증도 심해졌을 거예요. 이럴 때는 골반 주변 근육의 근막들을 먼저 가볍게 풀어내면서 척추의 탄력성을 이끌어내어 근육을 이완시키면 허리에서 나타나던 신경통이 줄어들어요.

Q 평소에 생활패턴이 불규칙해서 몸이 자주 피곤을 느끼는 편이에요. 그래서 월경통을 더 심하게 느끼는 것 같아요. 제게 스트레칭이 도움이 될까요?

A 월경은 결국에는 평소 관절 주변의 근육 상태에 따라 영향을 크게 받아요. 불규칙한 생활패턴 때문에 체력이 많이 저하되었다면 더 통증을 크게 느낄 수 있어요. 해결하기 위해서는 스트레칭으로 근육의 수축과 이완을 꾸준히 해주면서 규칙적인 생활을 해주셔야 해요. 먼저 통증이 크게 느껴지는 골반 쪽을 풀어야 하는데 월경 3일 전부터 골반은 벌어지기 시작해요. 이때 자연스럽게 열리면 통증이 없는데 그렇지 못해서 통증이 발생하는 경우가 많아요. 특히 순환이 상대적으로 덜한 쪽 골반에 더 통증이 있으실 거예요. 폼롤러를 활용하거나 스트레칭으로 골반 주변 근육과 관절들을 풀어내면서 통증을 완화시키면 좋아요.

PART 03

다이어트

다이어트를 위해 새로운 운동을 찾고 있다면 스트레칭이 답이다. 격하게 움직이지 않아도 숨은 라인을 찾을 수 있으며 부기 제거, 체형교정에도 도움이 된다. 적절한 식단과 유산소를 병행한다면 체내의 노폐물을 제거하며 다이어트를 성공적으로 해낼 수 있다. 스트레칭으로도 유산소 운동을 할 수 있다. 반복적인 킥 동작으로 근육을 늘여주면서 순간적인 힘을 기르는 것이 포인트이다.

전신의
밸런스를
잡아주는
스트레칭

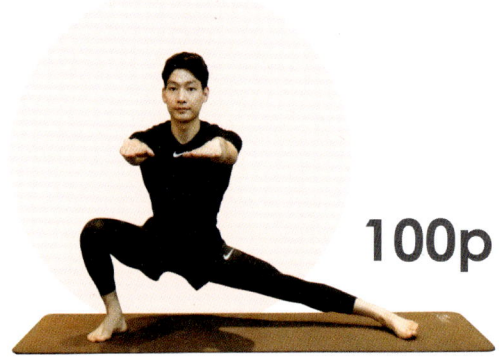

100p
슬라이드 스쿼트

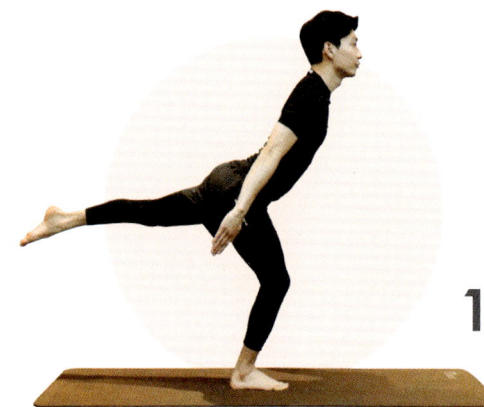

106p
코어 밸런스 킥 스트레칭

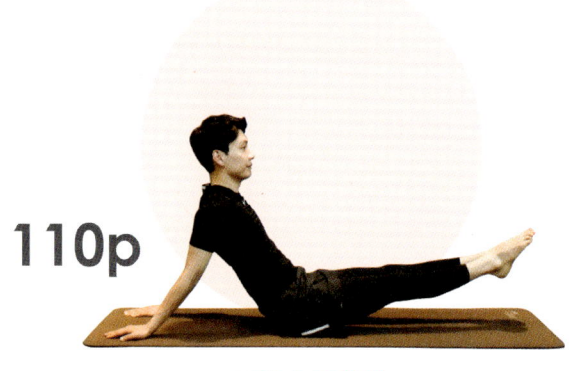

110p
V자 스트레칭

빠른 효과를
볼 수 있는
다이어트
스트레칭

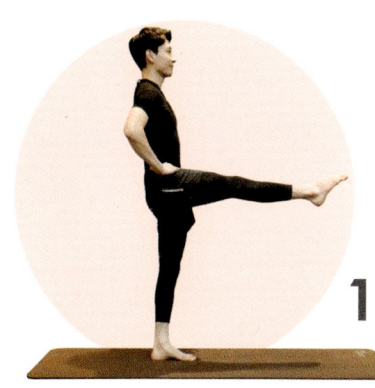

102p

허벅지 뒤쪽 킥 스트레칭

허벅지 옆쪽 킥 스트레칭   104p

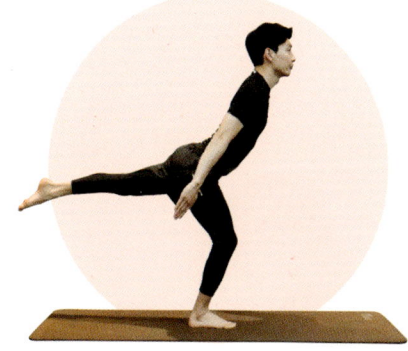

106p

코어 밸런스 킥 스트레칭

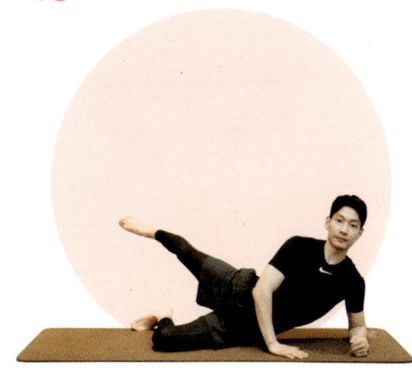

114p

골반 강화 킥 스트레칭

하체 밸런스 스트레칭

몸의 전체적인 순환을 돕고 전체적인 하체의 밸런스를 맞추기 위한 동작이다. 몸의 정렬을 바로 잡아주는 근력 운동으로 힘들어도 쉬지 않고 반복해 주는 것이 좋다.

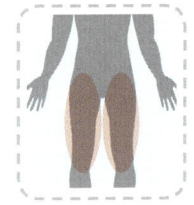

허벅지 뒤쪽,
허벅지 앞쪽

POINT

- 내쉬는 호흡에 무게중심을 엉덩이와 발끝에 주며 손바닥이 바닥에서 빠지지 않게 한다.

양손은 발밑에 고정한 채로 무릎을 접어 앉는다.

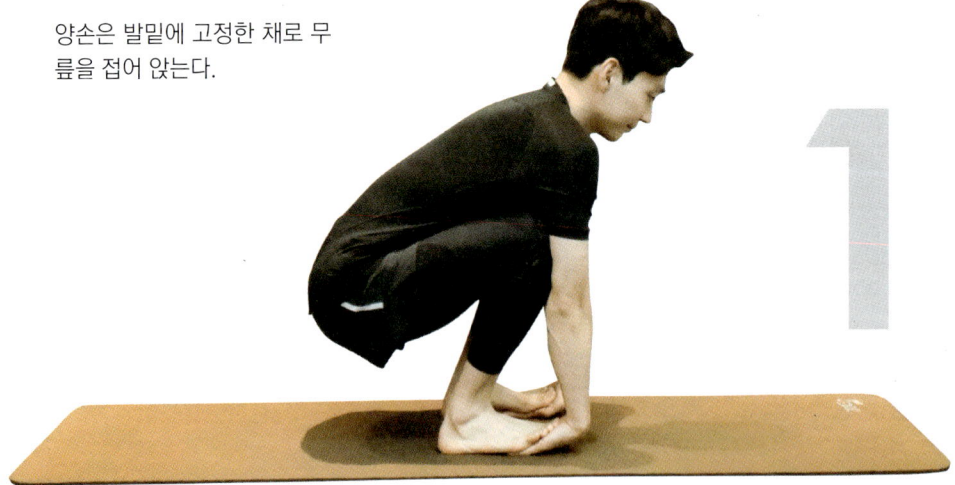

20회

CHECK

- 등과 허리는 꼿꼿하게 편 상태로 동작을 이어간다.

내쉬는 호흡
엉덩이를 공중으로 들며 무릎을 편다.

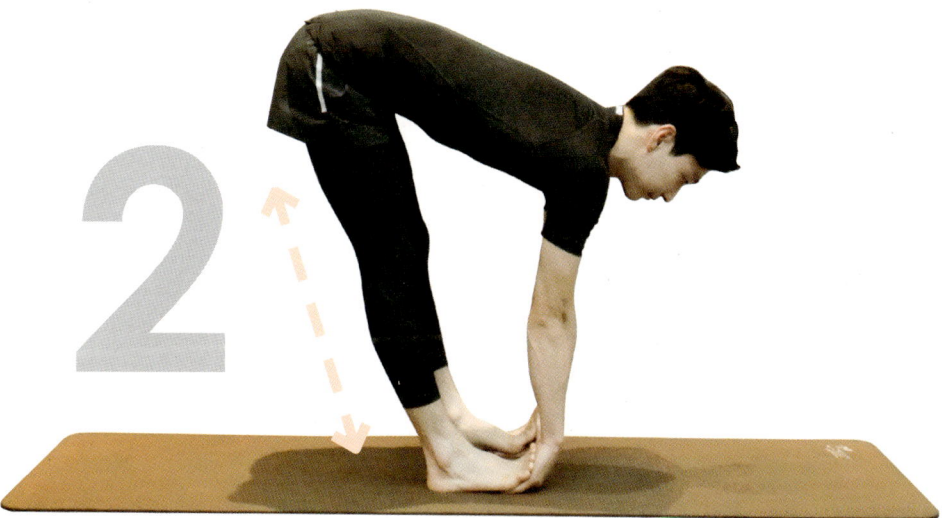

마시는 호흡
무게중심을 복부와 무릎에 주고 1번 자세로 돌아와 앉는다.

와이드 스윙 스쿼트

안쪽 허벅지의 흔들리는 살을 시원하게 날려줄 수 있는 와이드 스윙 스쿼트 동작이다. 스쿼트 자세에서 오른쪽과 왼쪽으로 무게중심을 옮기며 허벅지 안쪽을 자극해준다.

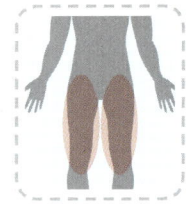

허벅지 안쪽,
허벅지 앞쪽

POINT
- 무릎과 엉덩이의 무게중심을 좌우로 움직일 때 고관절의 움직임을 느낀다.

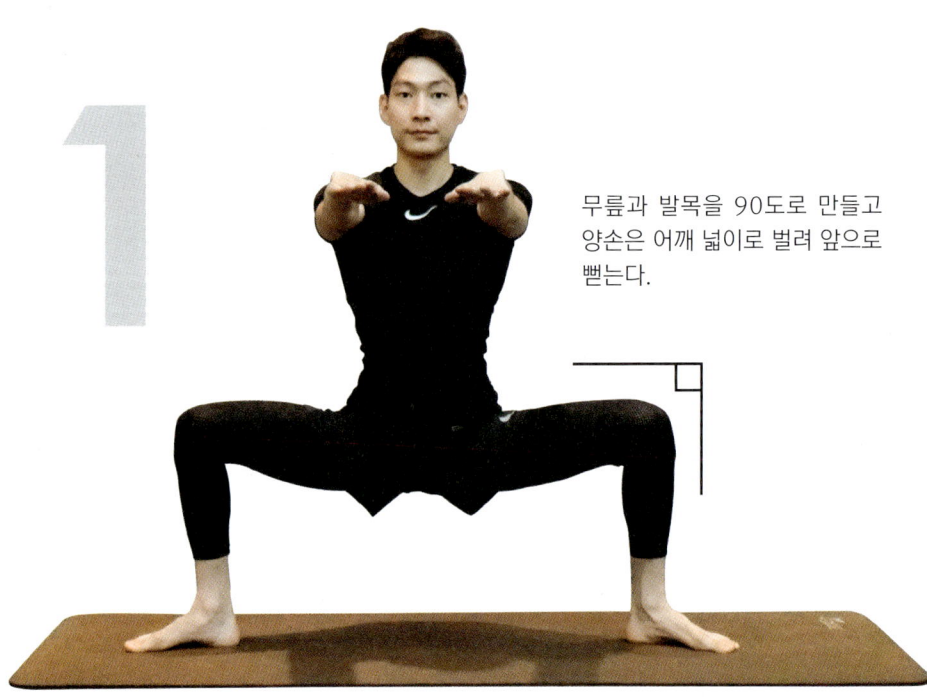

1

무릎과 발목을 90도로 만들고 양손은 어깨 넓이로 벌려 앞으로 뻗는다.

좌우
10회

CHECK

- 허리가 말리지 않고 펴있는 상태로 동작을 진행해야 한다.

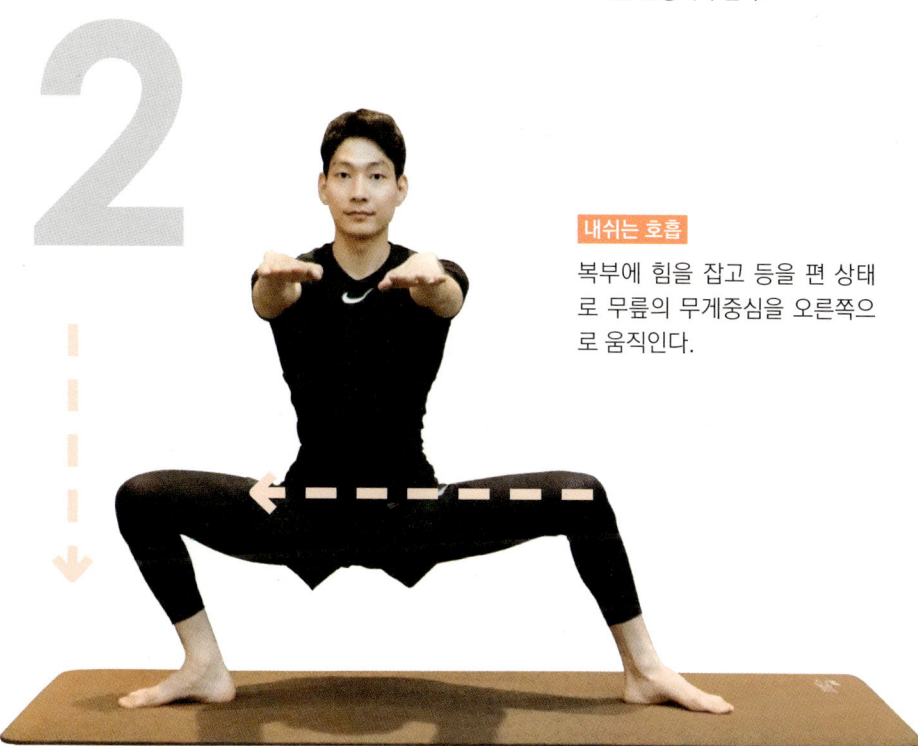

내쉬는 호흡

복부에 힘을 잡고 등을 편 상태로 무릎의 무게중심을 오른쪽으로 움직인다.

마시는 호흡

1번 자세로 돌아온다.

슬라이드 스쿼트

신체를 좌우로 움직이면서 몸의 밸런스를 맞추는 동작이다. 오른쪽, 왼쪽으로 움직이면 불균형 했던 골반을 교정하는데 도움이 된다.

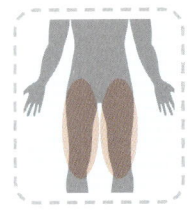

허벅지 안쪽,
허벅지 앞쪽

POINT

- 무릎이 발목 위치보다 밖으로 넘어가지 않도록 한다.

1

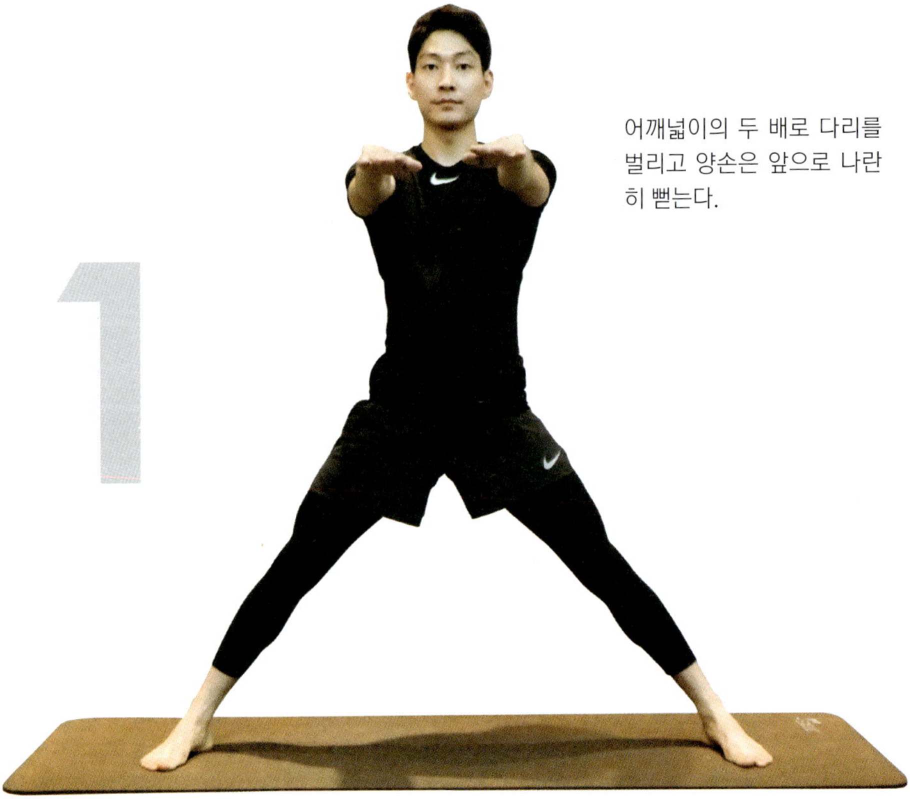

어깨넓이의 두 배로 다리를 벌리고 양손은 앞으로 나란히 뻗는다.

좌우
10회

CHECK

- 어깨가 앞으로 쏠리지 않도록 복부의 힘을 잡아야 한다.

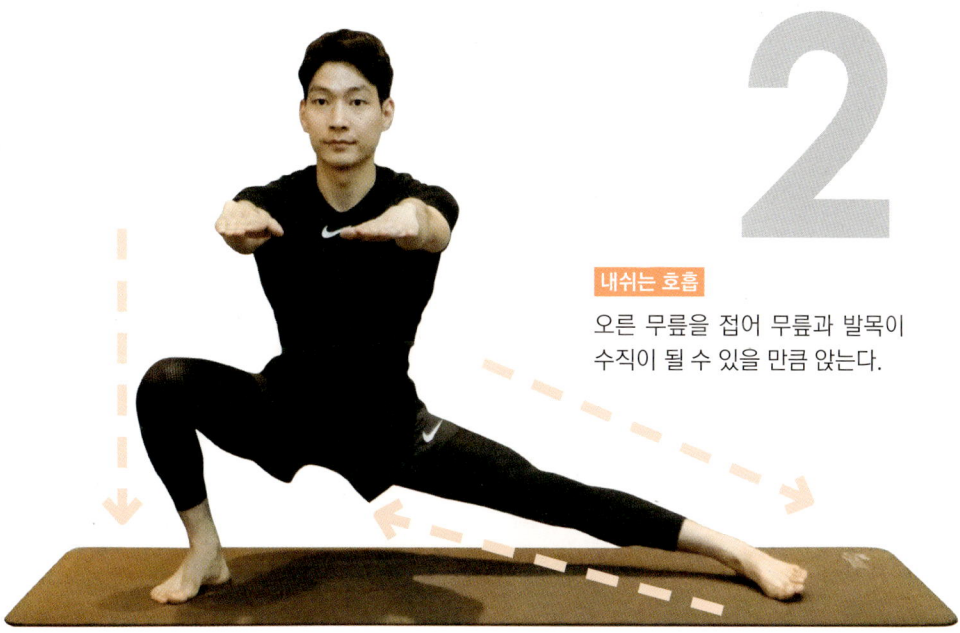

2

내쉬는 호흡

오른 무릎을 접어 무릎과 발목이 수직이 될 수 있을 만큼 앉는다.

마시는 호흡

엉덩이와 복부의 힘으로 허리를 펴고 제자리로 돌아와 반대쪽을 해준다.

허벅지 뒤쪽 킥 스트레칭

유산소와 근력을 동시에 잡을 수 있는 동작이다. 층간소음에서 자유로워 집에서도 쉽게 따라할 수 있어서 좋다. 킥을 하면서 처진 살을 잡는다고 생각하고 해준다.

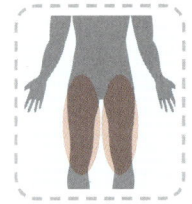

허벅지 뒤쪽

> **POINT**
> · 복부에 힘을 주어 상체를 세우고, 허벅지 뒤쪽 햄스트링을 늘이며 골반의 정렬이 틀어지지 않도록 한다.

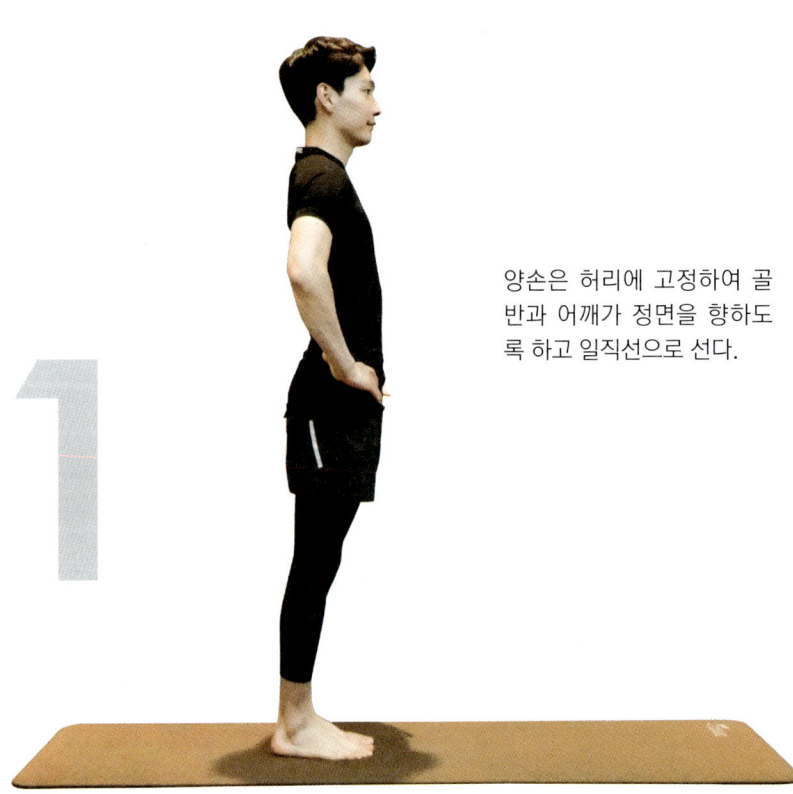

1

양손은 허리에 고정하여 골반과 어깨가 정면을 향하도록 하고 일직선으로 선다.

좌우
15회

2

CHECK
· 발끝에 힘을 주어 차는 것이 중요하다.

내쉬는 호흡
엉덩이와 무릎에 힘을 주어 발끝을 골반 높이만큼 공중으로 올린다.

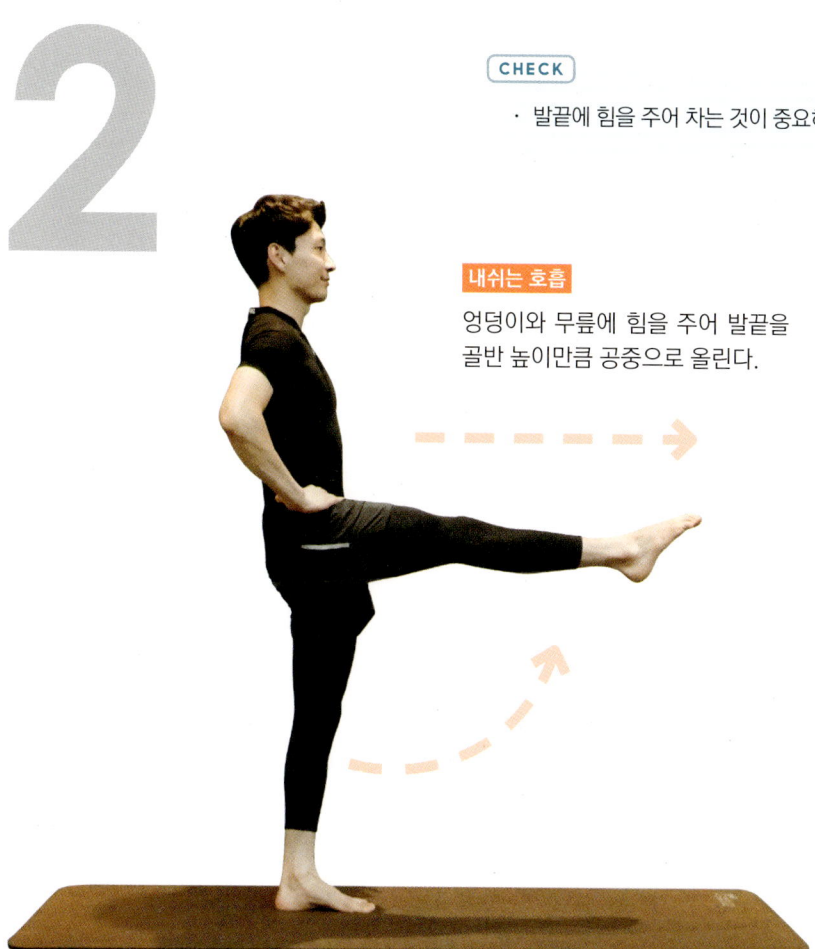

마시는 호흡
제자리로 돌아온다.

허벅지 옆쪽 킥 스트레칭

다리를 옆으로 차는 동작이다. 골반의 정렬을 신경 쓰며 운동해야 하므로 골반의 중심을 잡아주는 동시에 코어를 발달시켜준다.

POINT
· 몸이 휘청거리지 않도록 복부에 힘을 주어 무게중심을 잡는다.

허벅지 앞쪽,
허벅지 안쪽,
허벅지 뒤쪽

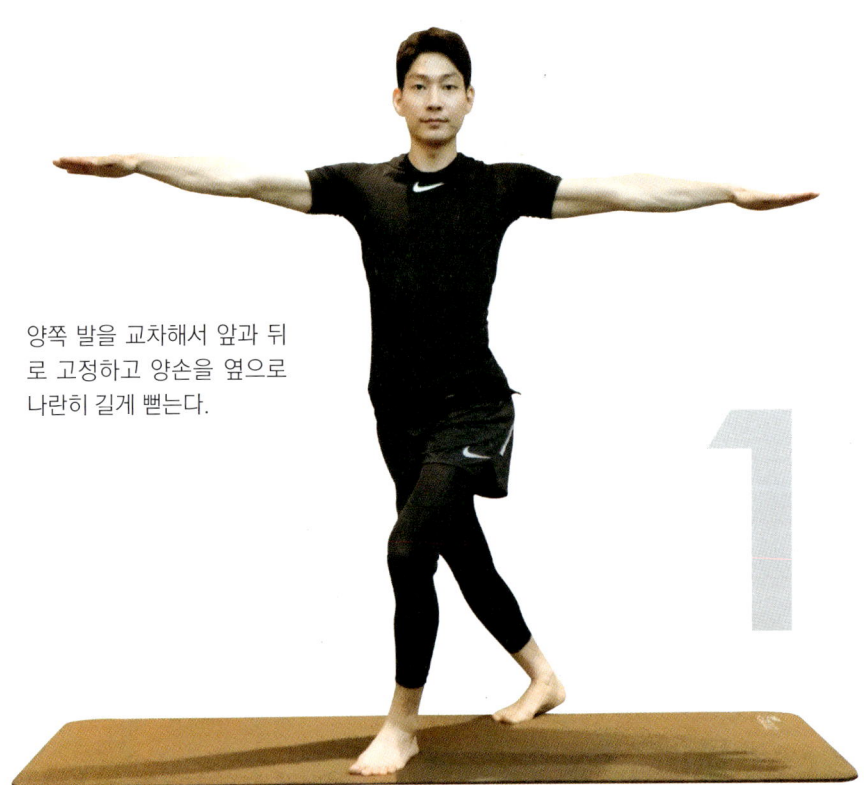

양쪽 발을 교차해서 앞과 뒤로 고정하고 양손을 옆으로 나란히 길게 뻗는다.

1

좌우
15회

CHECK
- 무릎이 접히거나 엉덩이가 돌아가지 않도록 한다.

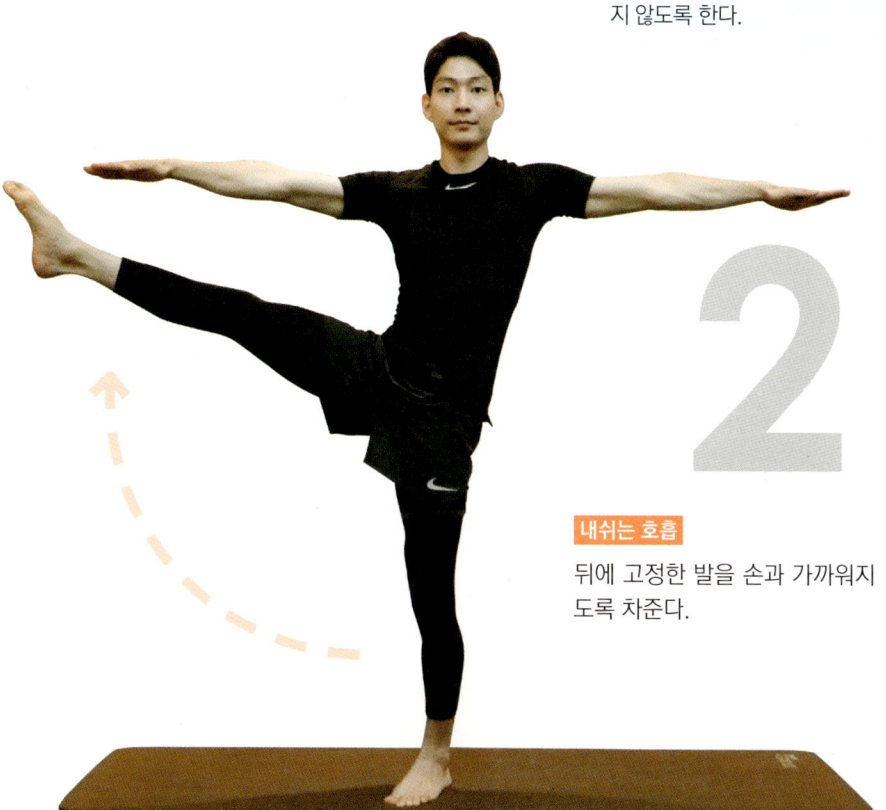

2

내쉬는 호흡
뒤에 고정한 발을 손과 가까워지도록 차준다.

마시는 호흡
무릎을 구부려 안정감 있게
1번 자세로 돌아온다.

코어 밸런스 킥 스트레칭

다리를 뒤로 차는 동작으로 엉덩이 근육과 허리를 동시에 자극하는 동작이다. 라인을 바르고 예쁘게 만들어주고 신체의 균형을 맞춰줄 수 있는 밸런스 운동이다.

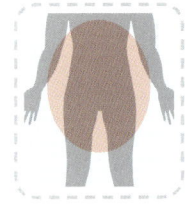

엉덩이, 허리

POINT
- 머리부터 엉덩이까지 수직이 되도록 복부에 힘을 준다. 버티는 다리를 많이 구부릴 경우 엉덩이 근육보다 허벅지가 발달이 될 수 있다.

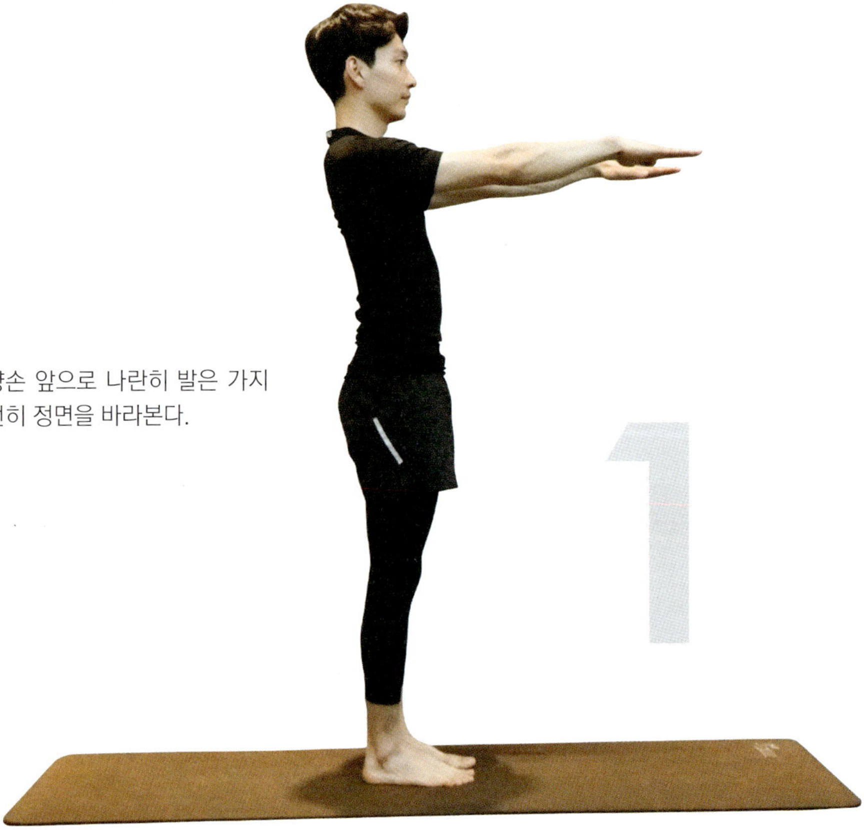

양손 앞으로 나란히 발은 가지런히 정면을 바라본다.

1

좌우
10회

2

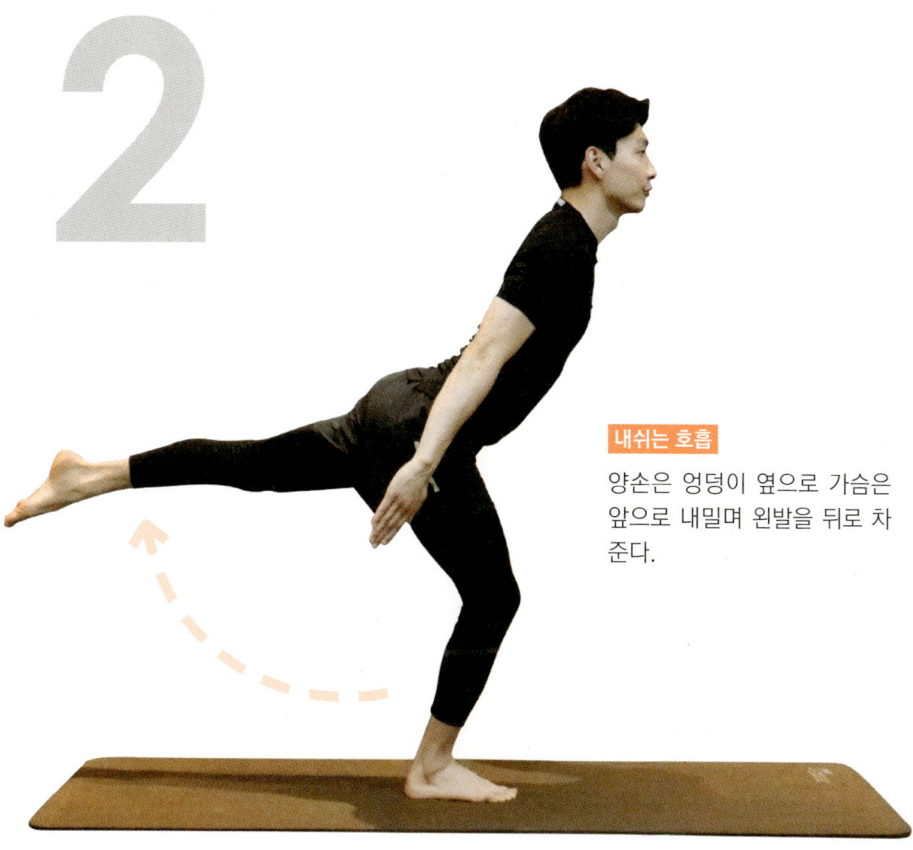

내쉬는 호흡
양손은 엉덩이 옆으로 가슴은 앞으로 내밀며 왼발을 뒤로 차 준다.

CHECK
- 허리가 과도하게 꺾여 무리가 가지 않도록 한다.

마시는 호흡
제자리로 돌아온다.

허리 라인 스트레칭

허리를 펴기 위해서 필요한 옆구리 스트레칭이며, 잘록한 허리를 만들어준다. 동시에 골반의 균형과 안정을 찾을 수 있는 동작이다.

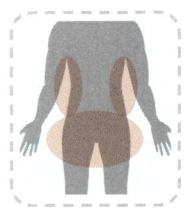

옆구리, 골반

POINT

- 어깨가 앞으로 말리거나 뒤로 쏠리지 않고 곧게 옆으로 내려가야 한다.

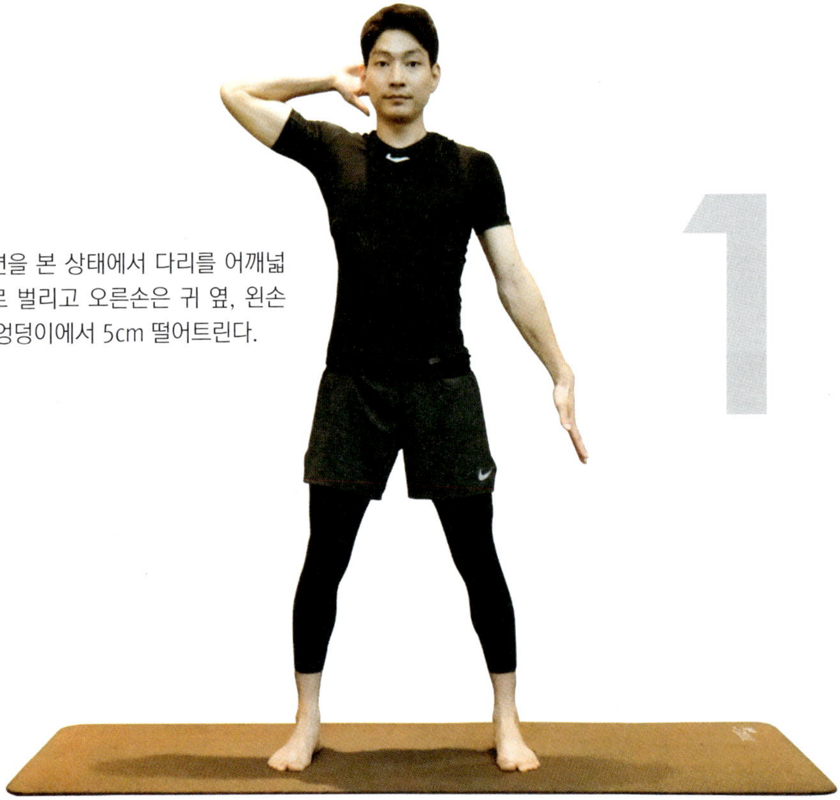

정면을 본 상태에서 다리를 어깨넓이로 벌리고 오른손은 귀 옆, 왼손은 엉덩이에서 5cm 떨어트린다.

1

좌우
10회

CHECK
· 어깨에 과도한 긴장이 생기지 않도록 겨드랑이에 힘을 주어 상체를 안정적으로 만들어준다.

내쉬는 호흡
옆구리를 늘이고 반대쪽 옆구리를 조이며 수직으로 내려간다.

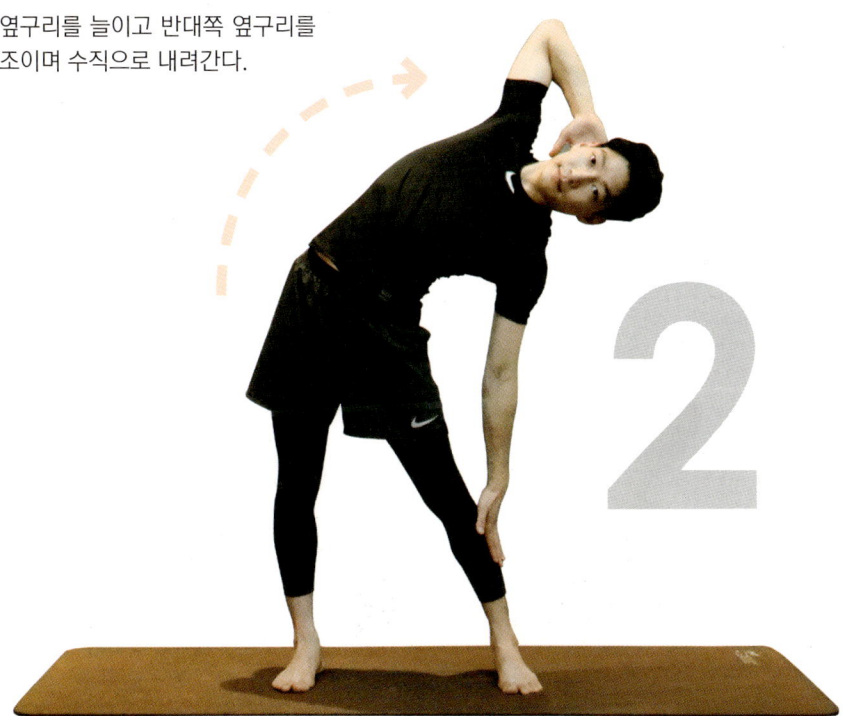

2

마시는 호흡
복부에 힘을 주고 올라와 반대쪽도 반복한다.

V자 스트레칭

모든 장기는 복근의 안에 감추어져 있다. 복근은 장기를 보호하면서 동시에 신체의 균형을 맞추는 복근을 강화시켜주는 동작이다.

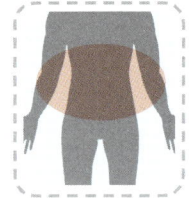

복부

POINT

- 발끝은 멀리 보내 발가락부터 하체 전체가 일직선이 되도록 해준다.

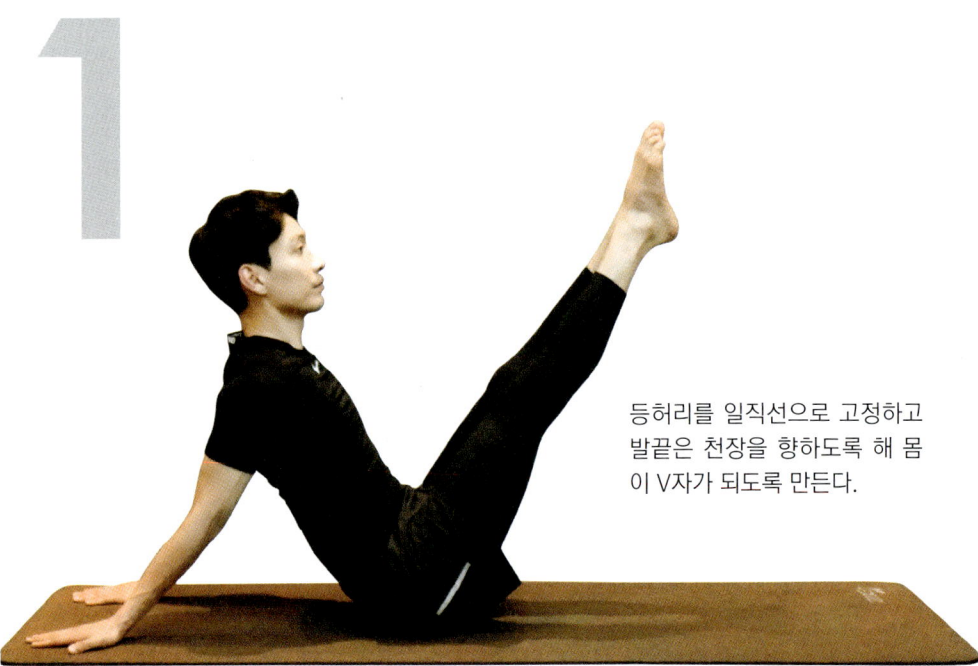

1

등허리를 일직선으로 고정하고 발끝은 천장을 향하도록 해 몸이 V자가 되도록 만든다.

20회

2

CHECK
- 등허리에 무리가 되지 않도록 복부에 힘을 주고 어깨가 올라가지 않도록 한다.

내쉬는 호흡
복부에 힘을 주고 천천히 발을 아래로 내린다.

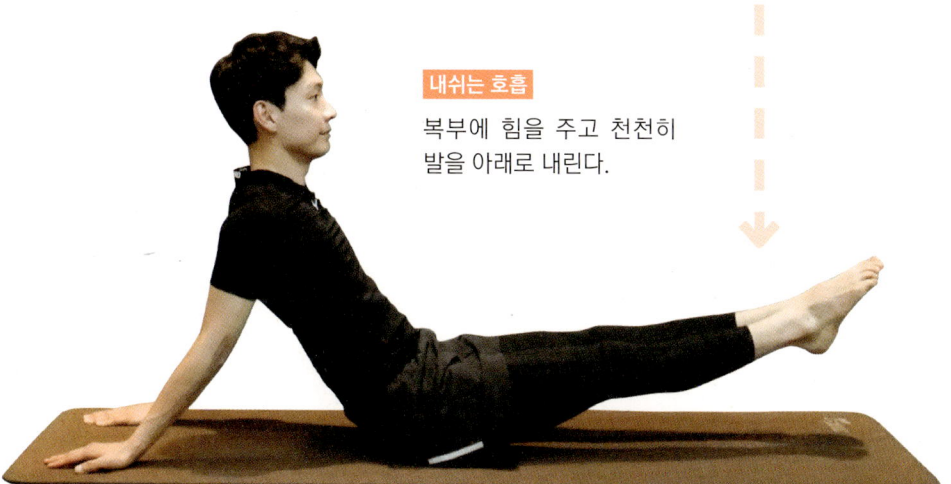

마시는 호흡
천천히 복부를 말아 올려 1번 자세로 돌아온다.

고양이 킥 스트레칭

골반의 균형을 좌우하는 엉덩이 근육을 강화시키는 스트레칭이다. 동시에 처지지 않는 엉덩이를 만들 수 있도록 다리부터 엉덩이까지 힘을 주어 동작을 해준다.

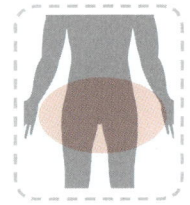

엉덩이

> **POINT**
> · 발가락은 포인(19p)을 한 상태에서 하늘을 향한다.

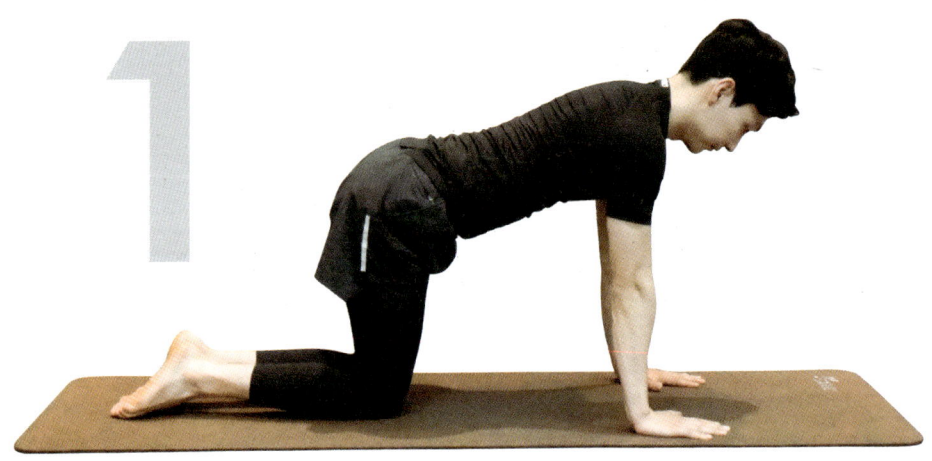

골반 아래에 무릎, 어깨 아래에 팔이 위치하도록 한다.

좌우
20회

CHECK
- 무릎이 구부러지지 않게 엉덩이에 힘을 주어야 한다.

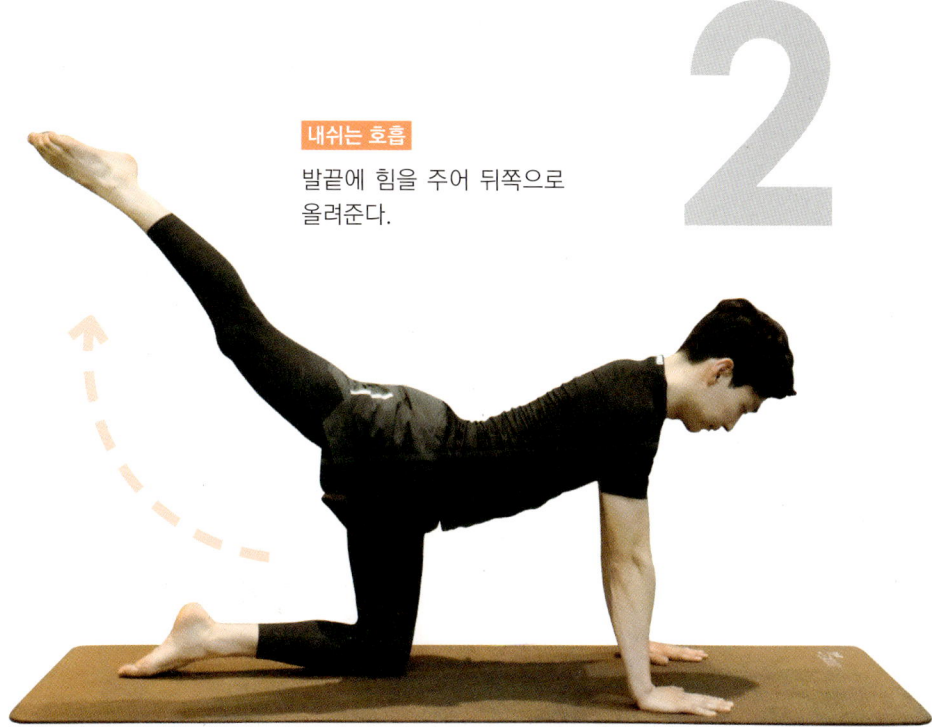

내쉬는 호흡
발끝에 힘을 주어 뒤쪽으로 올려준다.

마시는 호흡
1번 자세로 돌아온다.

골반 강화 킥 스트레칭

골반에 통증이 있다면 이 동작을 해주는 것이 좋다. 고관절이 있는 부근의 근육을 강화시켜 고관절의 통증을 줄여줄 수 있다.

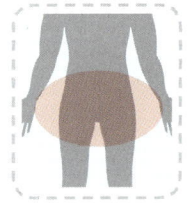

엉덩이

POINT
- 엉덩이와 허벅지 안쪽에 모두 힘이 들어갈 수 있도록 발끝에 힘을 주며 동작을 한다.

1 옆으로 누워 왼팔과 다리는 접어 바닥에 고정하고 오른다리는 길게 뻗는다.

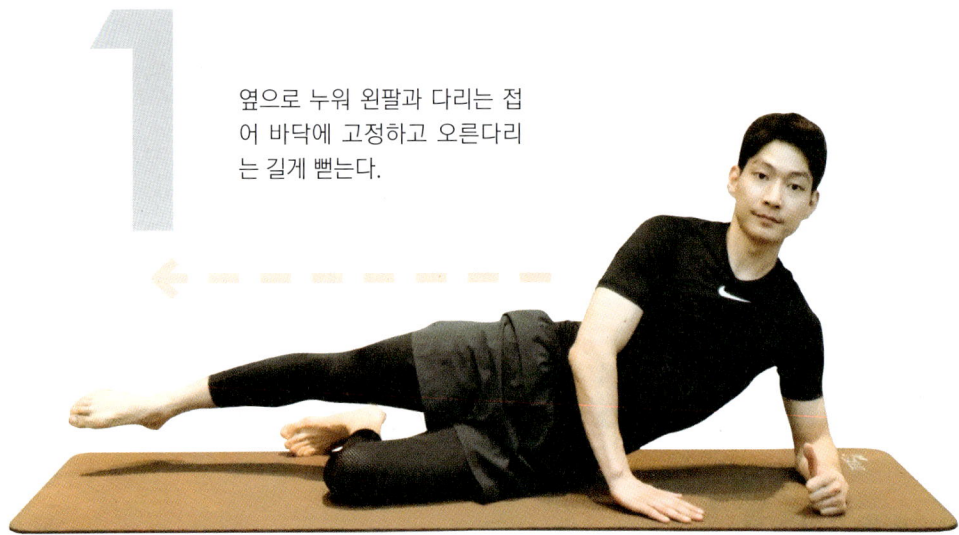

좌우
20회

CHECK
· 골반이 과도하게 움직이지 않도록 한다.

내쉬는 호흡
다리를 45도 회전하여 등 뒤로 밀어준다.

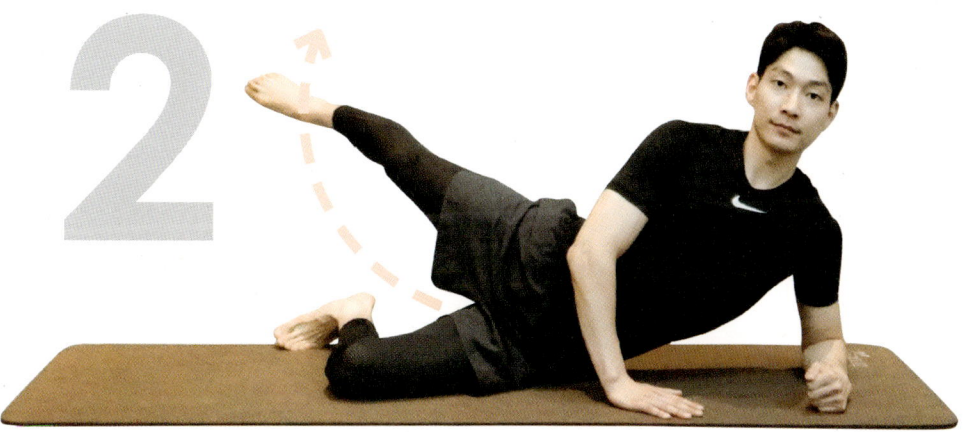

마시는 호흡
1번 자세로 돌아온다.

스트레칭 조이에게 물어보세요

Q 제가 남들보다 하체발달이 잘 되는 편인지 다이어트를 위해 헬스를 했는데 웬만한 남성들보다 하체가 좋아졌어요. 저는 하체가 날씬해졌으면 좋겠어요. 방법이 있을까요?

A 스트레칭은 근육을 풀어주는데 집중하는 운동이라 몸을 더욱 크게 만들지는 않아요. 근육이 운동할 수 있는 범위를 만들어 주죠. 일단 근육 발달이 심한 경우에는 노폐물 배출이 잘 안 되고 체내 순환도 제대로 되지 않는 경우가 많아요. 먼저 격렬한 근력 운동보다는 근막이완을 해주는 게 가장 좋고, 두 번째는 스트레칭으로 근육을 늘여주면서 체내의 순환을 도와주는 것이 좋아요.

Q 핑계지만 일을 하면서 운동을 게을리 해서 그런지 기초체력이 낮은 편인 것 같아요. 스트레칭이 체력을 올리는 데도 도움이 되나요?

A 기초체력이 올라가면 덜 피곤한 것을 느끼실 거예요. 기초체력 같은 경우에는 집에서 쉽게 할 수 있는 앉았다 일어나기, 플랭크 등으로 초반에 힘을 만들어주시는 것이 좋아요. 또 스트레칭을 제대로 해주는 것만으로도 충분히 운동이 된답니다. 체력이 올라가면 기초 대사량도 올릴 수 있어요.

PART 04

곧게 뻗은 다리

바른 자세를 유지할 때 핵심적인 부분 중 하나는 바르고 곧게 뻗은 다리라고 생각한다. 곧은 다리를 만드는 것은 다리 근육보다는 엉덩이의 역할이 크다. 엉덩이 근육이 다리를 잡아주지 못하면 무릎사이가 벌어지거나 O다리, X다리 등의 형태적인 변화가 일어난다. 또 부종이 생기거나 하체비만이 되기도 한다. 스트레칭을 통해 엉덩이 근육과 하체 주변 근육을 풀어준다면 다리 라인이 곧고 슬림해지는 효과를 볼 수 있을 것이다.

다리 라인을 정리해주는 스트레칭

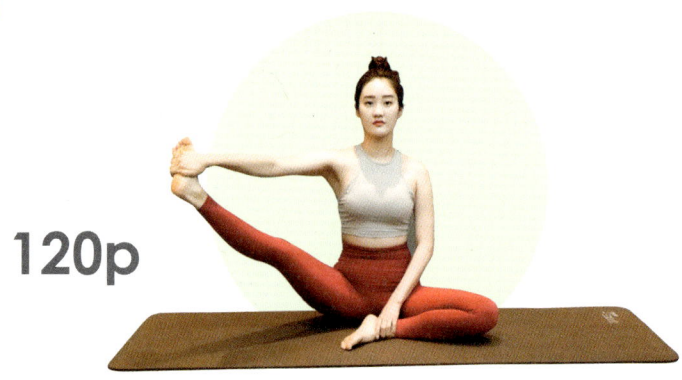

120p 다리 들어 안쪽 스트레칭

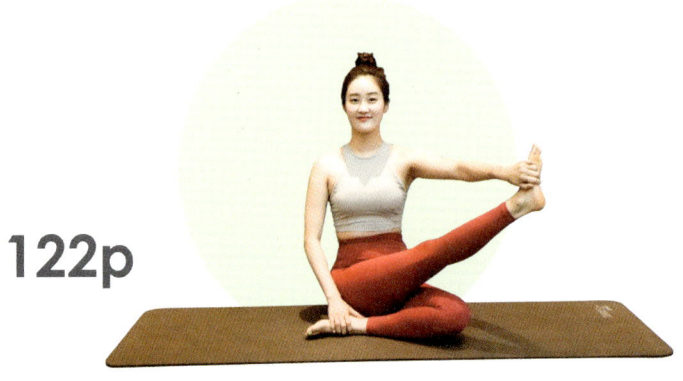

122p 다리 들어 바깥쪽 스트레칭

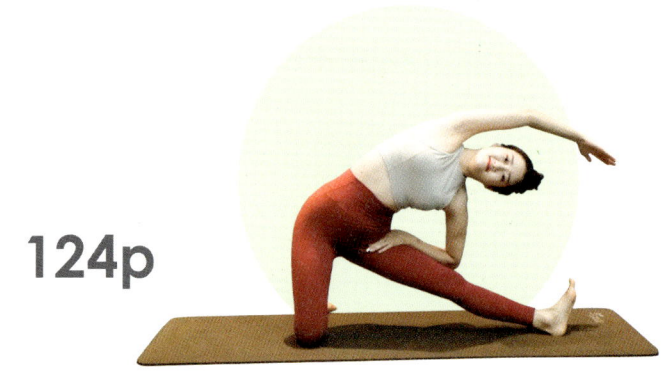

124p 허리와 다리 스트레칭

> 다리를 얇게 만들어주는 스트레칭

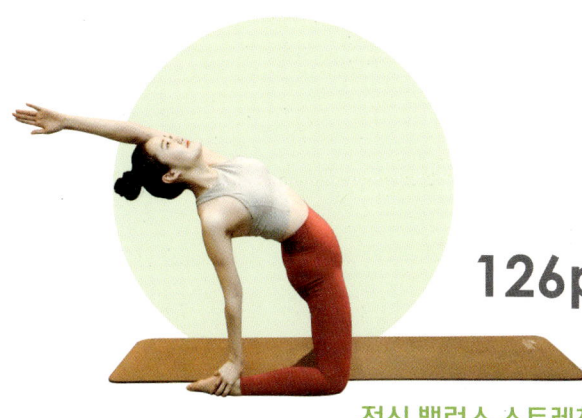

126p

전신 밸런스 스트레칭

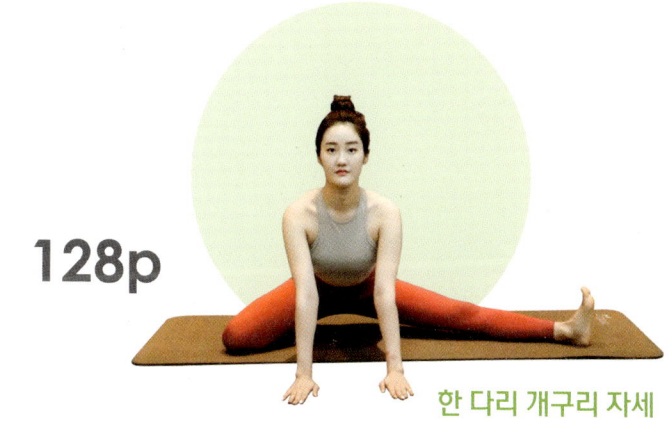

128p

한 다리 개구리 자세

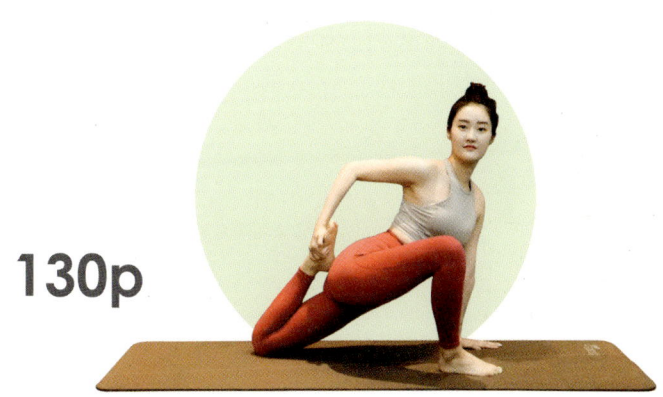

130p

하체 라인 런지 스트레칭

다리 들어 안쪽 스트레칭

버티는 힘과 허벅지 안쪽의 유연성을 함께 기르는 스트레칭이다. 완벽한 하체 라인을 만들기 위해서는 꾸준히 해주는 것이 좋다.

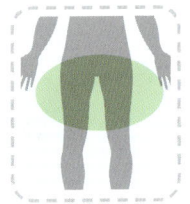

허벅지 뒤쪽,
허벅지 안쪽

POINT
· 등허리가 말리지 않아야 한다.

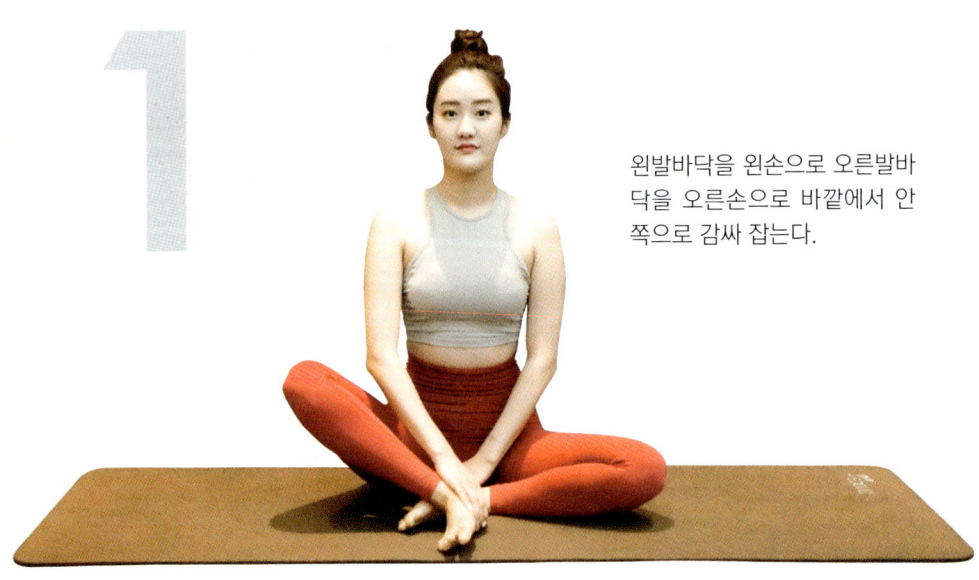

왼발바닥을 왼손으로 오른발바닥을 오른손으로 바깥에서 안쪽으로 감싸 잡는다.

좌우
10초

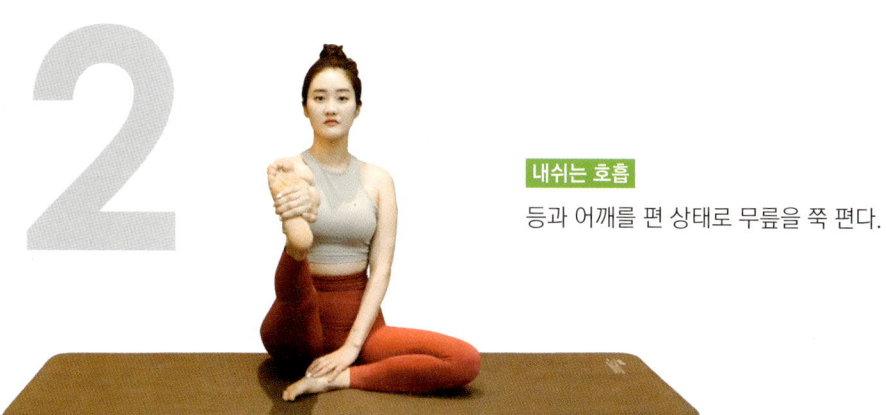

내쉬는 호흡
등과 어깨를 편 상태로 무릎을 쭉 편다.

CHECK
- 손으로 발목을 잡고 동작을 하면서 중심을 잡지 못할 경우 다른 한 손으로 엉덩이 뒤쪽을 받치고 동작을 이어간다.

바깥쪽으로 다리를 회전시키며 길게 뻗는다.

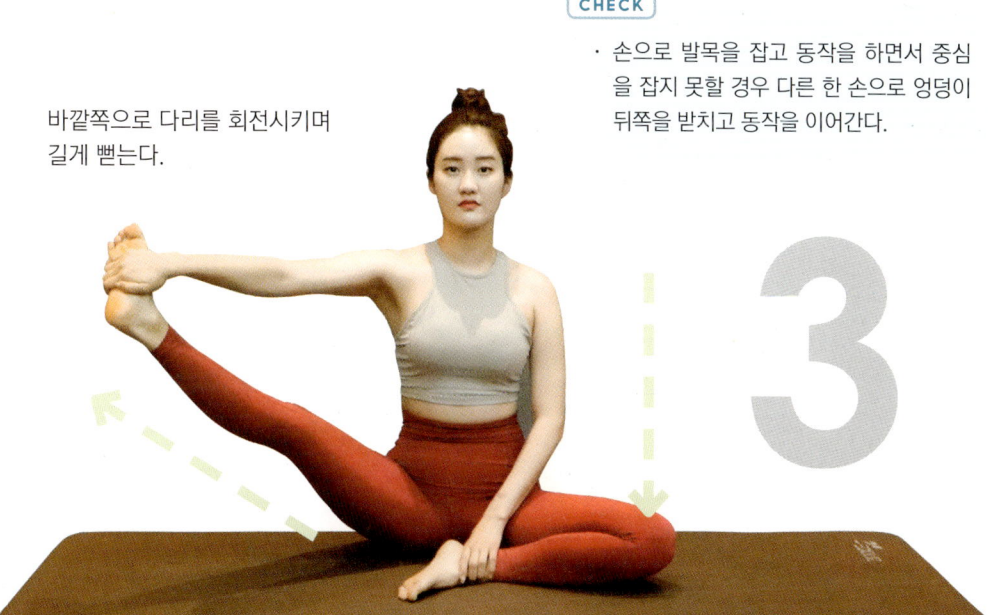

마시는 호흡
등허리는 편 상태로 다리를 제자리로 가져온다.

다리 들어 바깥쪽 스트레칭

걸어 다니면서 하체는 스트레스를 받게 된다. 스트레스를 받는 지점의 근육을 풀어주어 다리 라인을 예쁘게 만든다. 또 허벅지 앞쪽의 라인까지 매끈하게 다듬어주는 동작이다.

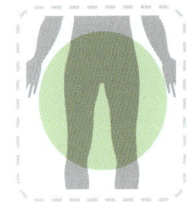

허벅지 바깥쪽,
허벅지 앞쪽,
엉덩이

POINT
- 등허리를 펴준 상태로 동작을 이어가야 한다.

1

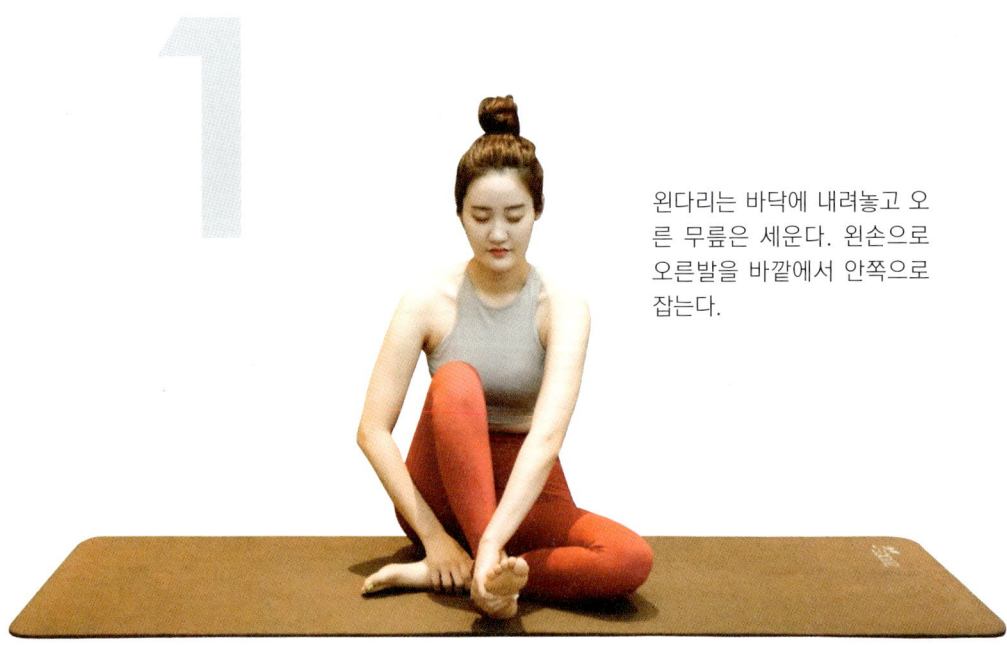

왼다리는 바닥에 내려놓고 오른 무릎은 세운다. 왼손으로 오른발을 바깥에서 안쪽으로 잡는다.

좌우
10초

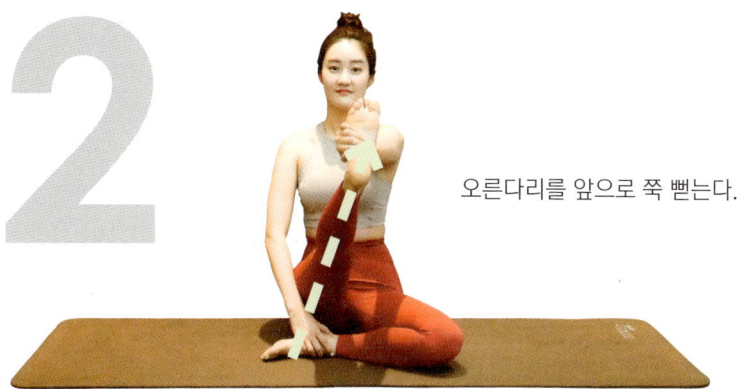

오른다리를 앞으로 쭉 뻗는다.

CHECK

- 엉덩이 바깥쪽에 무게를 둔 왼손으로 인해 골반에 무리가 갈 수 있다. 동작이 쉬운 사람들은 반대 발목을 잡아 무게중심을 가운데로 가져오도록 하고 아닌 사람은 최대한 몸의 중심을 골반에 주도록 한다.

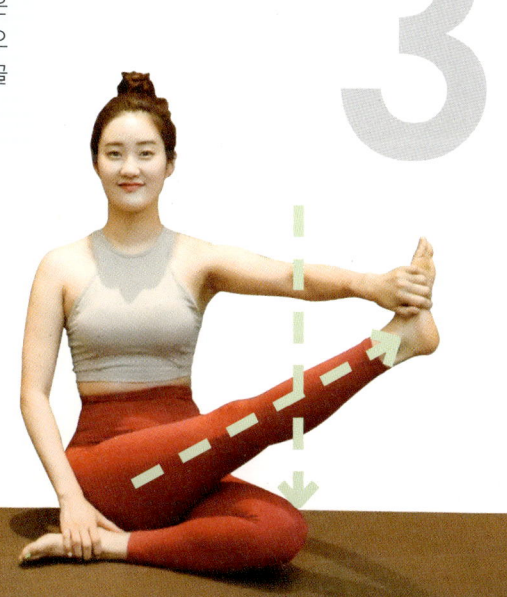

내쉬는 호흡

오른다리를 왼쪽으로 당겨준다.

마시는 호흡

1번 자세로 돌아온다.

허리와 다리 스트레칭

허벅지 뒤쪽의 다리 라인을 정리하는데 도움이 되는 운동이다. 노폐물을 제거하는데 효과적이므로 다리 라인을 예쁘게 만들고 싶다면 열심히 따라 해보자.

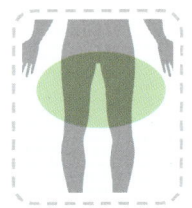

허벅지 뒤쪽,
허벅지 안쪽

POINT

- 옆으로 내려가 허리를 늘일 때 뻗은 다리를 고정시키고 이때 골반을 뻗은 다리 쪽으로 눌러준다.

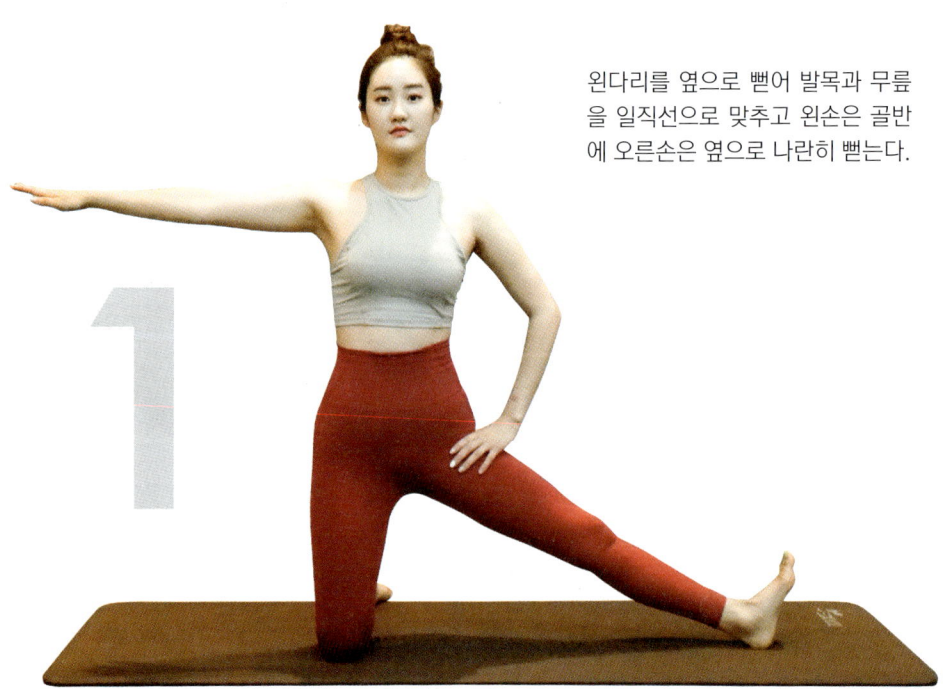

왼다리를 옆으로 뻗어 발목과 무릎을 일직선으로 맞추고 왼손은 골반에 오른손은 옆으로 나란히 뻗는다.

1

좌우
15회

CHECK
- 어깨와 허리가 꺾이거나 젖혀지지 않도록 한다.

내쉬는 호흡
팔을 옆으로 뻗어 내려간다.

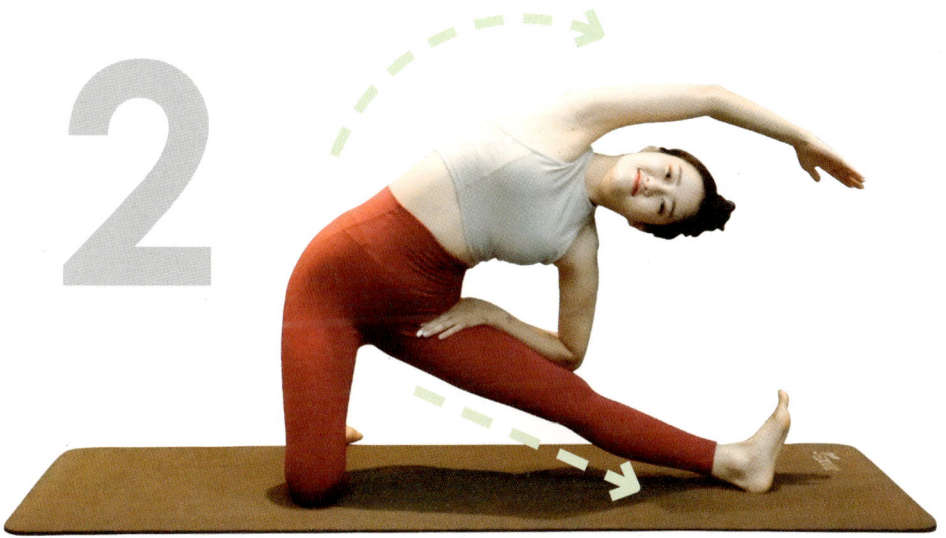

마시는 호흡
1번 자세로 돌아온다.

전신 밸런스 스트레칭

굽은 몸을 늘여주면서 허리와 골반의 라인을 다듬어주는 스트레칭이다. 하체 콤플렉스가 있다면 꾸준히 해준다.

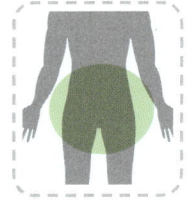

허리, 골반

POINT
- 복부에 힘을 주어 허리에 커브가 그려지도록 한다.

1

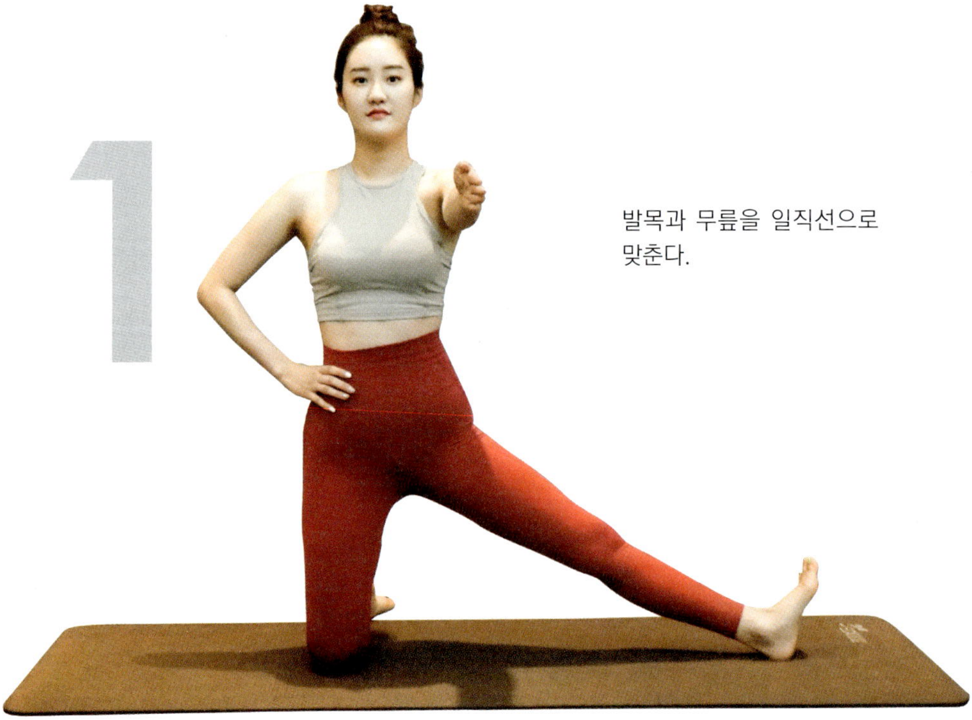

발목과 무릎을 일직선으로 맞춘다.

좌우
20회

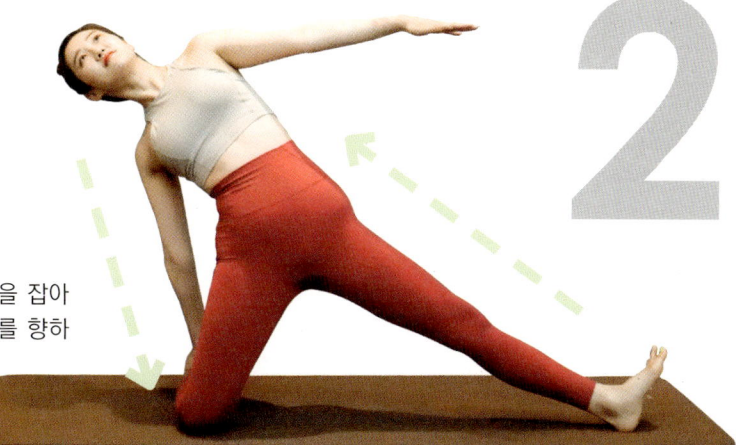

내쉬는 호흡
오른손으로 오른 발목을 잡아주고 왼손바닥이 아래를 향하도록 한다.

CHECK
· 허리에 무리가 가지 않도록 복부와 엉덩이에 힘을 주어야 한다.

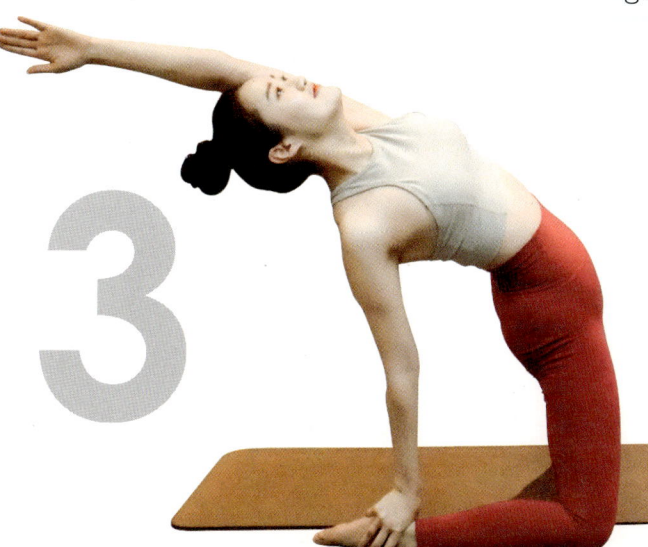

내쉬는 호흡
왼손을 뒤로 멀리 뻗으며 허리와 골반을 스트레칭 해준다.

마시는 호흡
1번 자세로 돌아온다.

한 다리 개구리 자세

좌우
20회

서혜부 라인부터 무릎 옆쪽까지 혈액순환을 도와주는 자세이다. 안쪽의 허벅지의 탄력을 주고 다리가 얇아지도록 라인을 다듬어준다.

허벅지 안쪽,
골반

POINT
· 어깨와 귀는 최대한 멀리 보내 어깨의 긴장을 주지 않도록 한다.

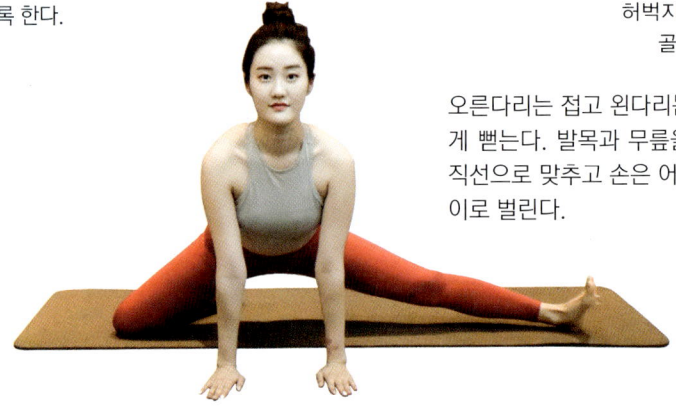

오른다리는 접고 왼다리는 길게 뻗는다. 발목과 무릎을 일직선으로 맞추고 손은 어깨넓이로 벌린다.

CHECK
· 발끝을 무릎 골반과 수직으로 해서 발끝도 같이 회전시킨다.

내쉬는 호흡
허리를 펴고 엉덩이를 최대한 바닥으로 눌러준다.

마시는 호흡
허리를 편 상태 그대로 올라온다.

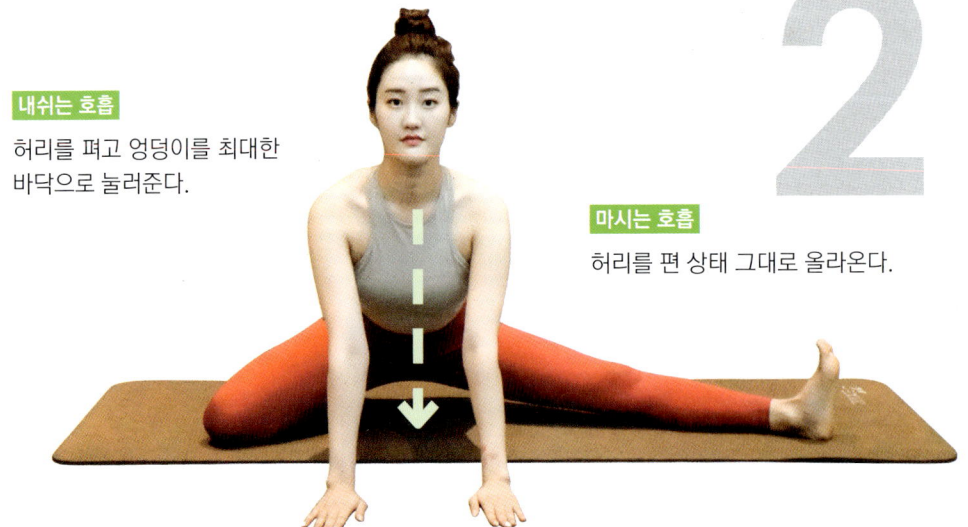

미음(ㅁ) 자세

좌우 20초

고관절이 움직일 수 있는 공간을 만들어주는 스트레칭이다. 상체와 하체의 연결고리인 골반의 혈액순환을 도와준다.

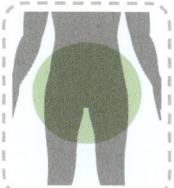

엉덩이, 골반

POINT
- 무릎과 복숭아뼈가 만나도록 하고 정강이가 일직선이 되도록 해준다.

왼다리의 복숭아뼈와 오른 다리의 무릎이 일직선이 되도록 한다.

1

CHECK
- 발목이 무릎과 일직선이 되도록 하며 엉덩이 쪽에 가까워지지 않게 한다.

2

내쉬는 호흡
양 무릎을 지그시 눌러준다.

마시는 호흡
풀어주며 1번 자세로 돌아온다.

하체 라인 런지 스트레칭

다리 라인을 슬림하게 만들어주는 스트레칭이다. 허벅지 앞쪽의 라인이 고민이었다면 이 스트레칭을 꾸준히 해주는 것이 좋다.

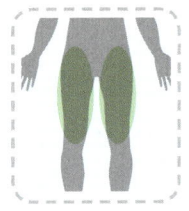

허벅지

POINT
· 발뒤꿈치를 접어 엉덩이에 닿게 해주고 손으로 당긴다.

오른다리는 ㉠, 왼다리는 ㉡모양으로 자세를 취하고 왼다리를 오른손으로 잡는다.

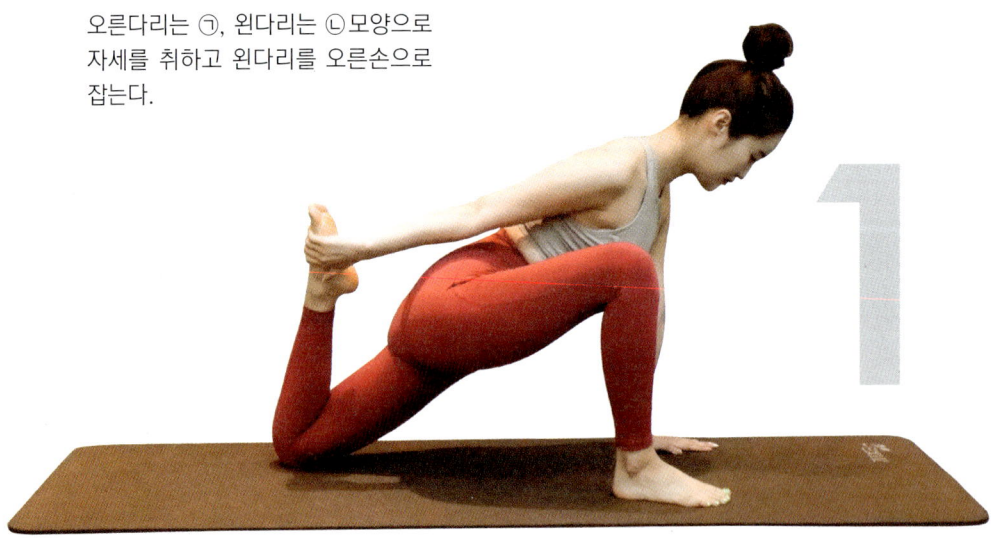

좌우
15회

CHECK
- 허리는 펴고 어깨가 활짝 열리도록 한다.

내쉬는 호흡
뒤꿈치가 엉덩이에 닿게 하고 손으로 발등을 당겨 자극을 준다. 더 큰 자극을 느끼려면 엉덩이와 골반을 바닥으로 눌러준다.

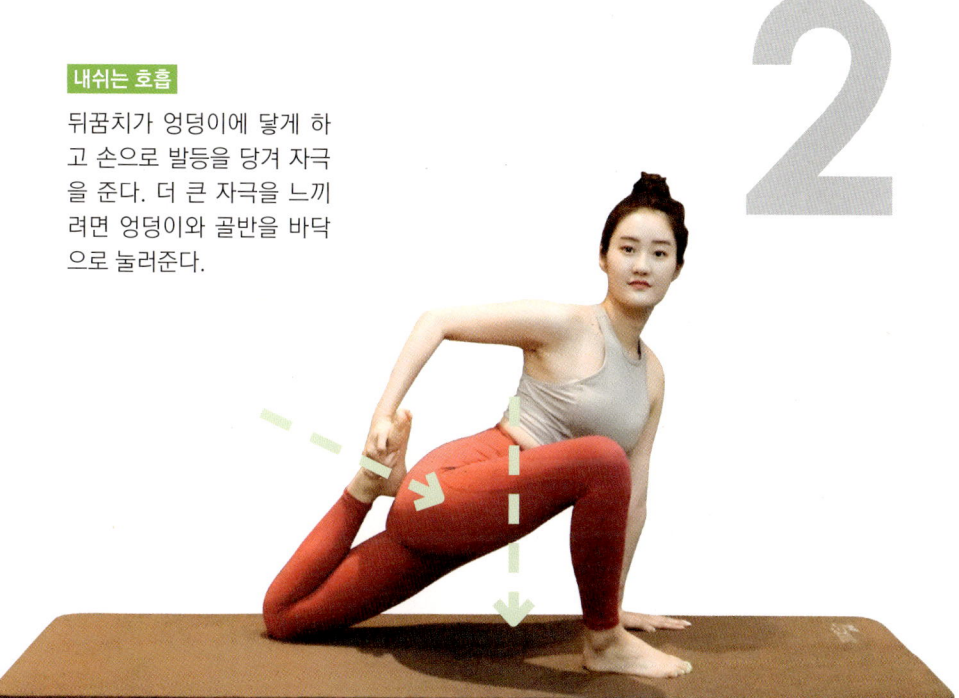

마시는 호흡
1번 자세로 돌아온다.

다리 안기 스트레칭

고관절의 움직임을 알기 위해서는 엉덩이 근육의 스트레칭을 먼저 해주어야 자극을 느낄 수 있다. 고관절의 회복을 도와주는 스트레칭으로 허리가 다 펴지지 않는다면 벽에 기대어 스트레칭을 해주는 것이 좋다.

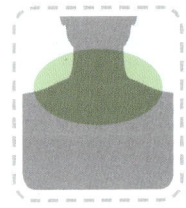

엉덩이

POINT
- 등허리를 바르게 펴고 동작한다.

양반다리에서 오른다리를 들어 왼 팔꿈치로 발바닥을 고정하여 안는다.

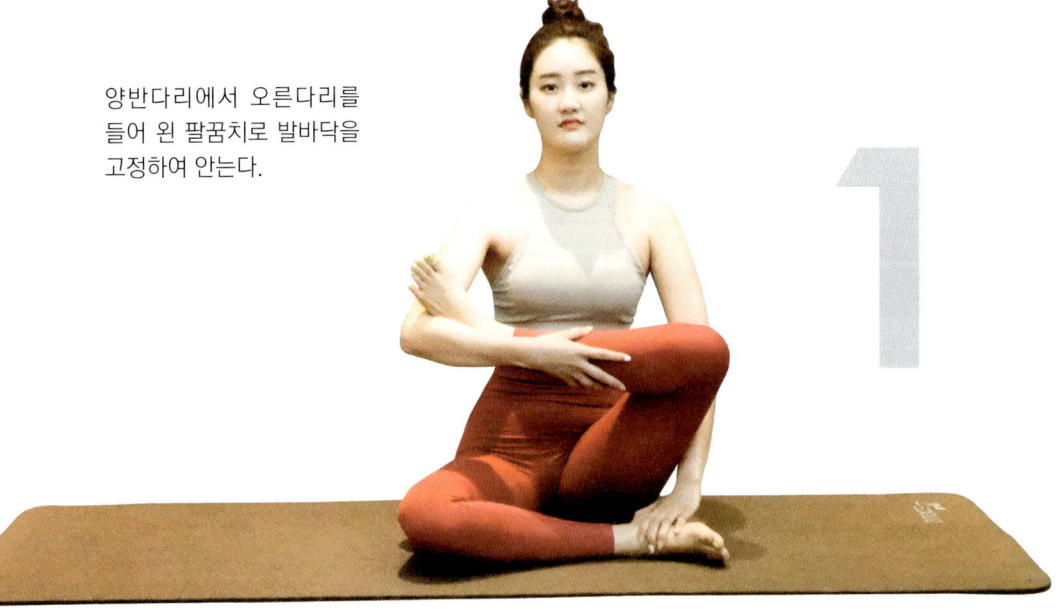

좌우
10초

CHECK
- 발목과 무릎의 높이가 일직선을 유지하도록 한다.

내쉬는 호흡

오른 팔꿈치도 무릎을 감싸 안아 발목과 무릎이 가슴에 가까워지도록 당긴다.

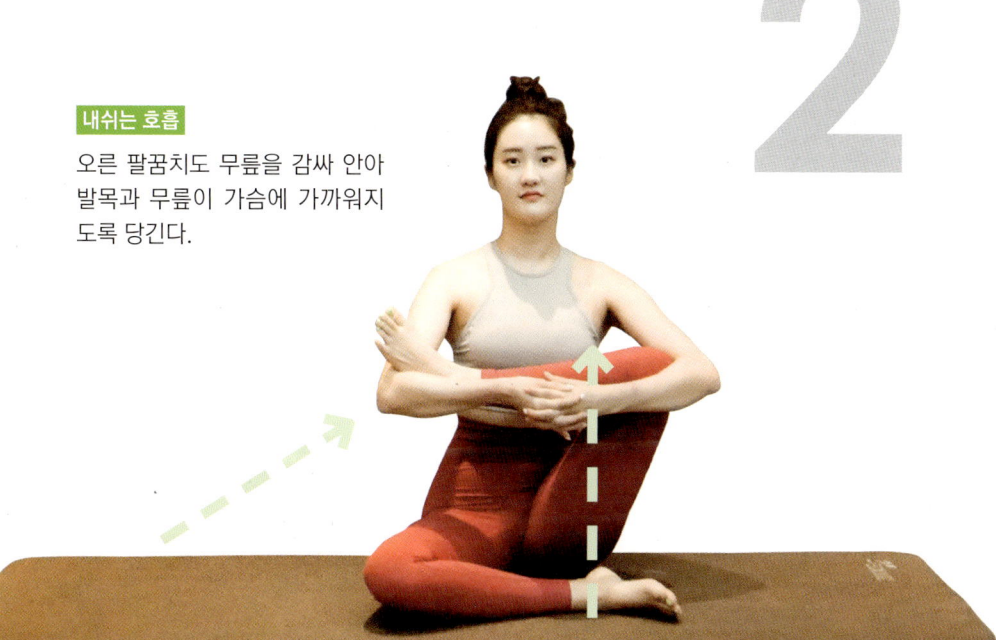

2

마시는 호흡

가슴에서 정강이를 멀리 보내주면서 1번 자세로 돌아와 호흡한다.

런지 비둘기 자세

고관절과 엉덩이 라인을 다듬어주는 스트레칭이다. 동시에 혈액순환을 원활하게 도와주는 동작으로 하체의 부기 해소에 도움이 된다.

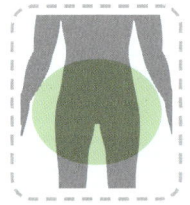

골반, 엉덩이

POINT
- 오른쪽 발등으로 바닥을 눌러주어 발목에 무리가 가지 않도록 한다.

1

오른다리를 ㄱ자로 만든다. 왼다리는 최대한 뒤로 밀리 보내고 양손은 오른쪽 발목 안쪽에 고정한다.

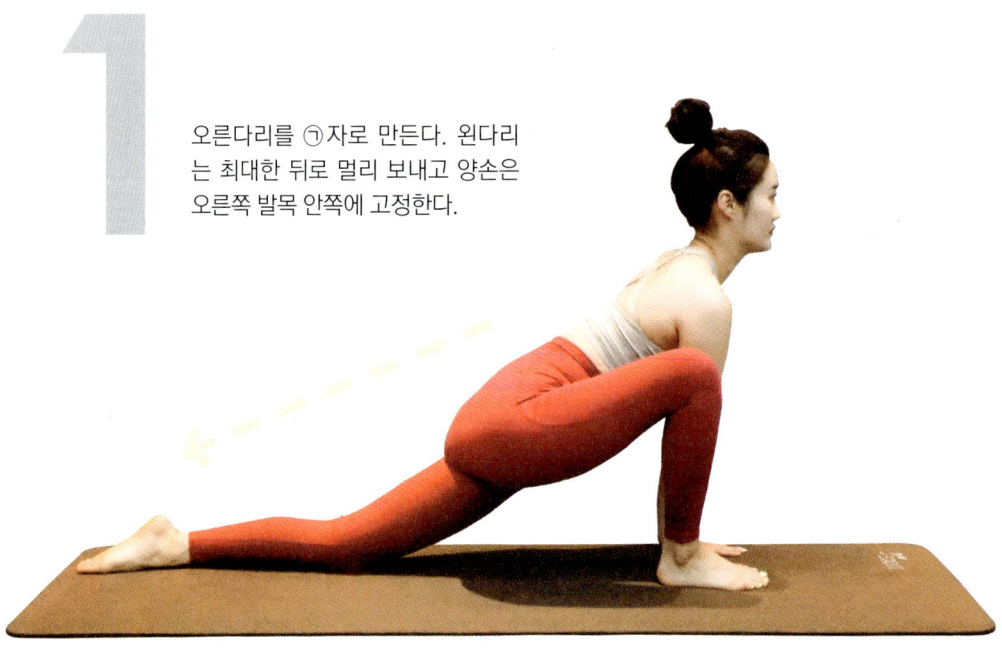

좌우
20회

CHECK
- 골반이 수직형태로 무게중심을 동일하게 주어 들리지 않도록 한다.

내쉬는 호흡
오른 무릎을 바깥으로 회전시키고 등허리를 펴며 눌러준다.

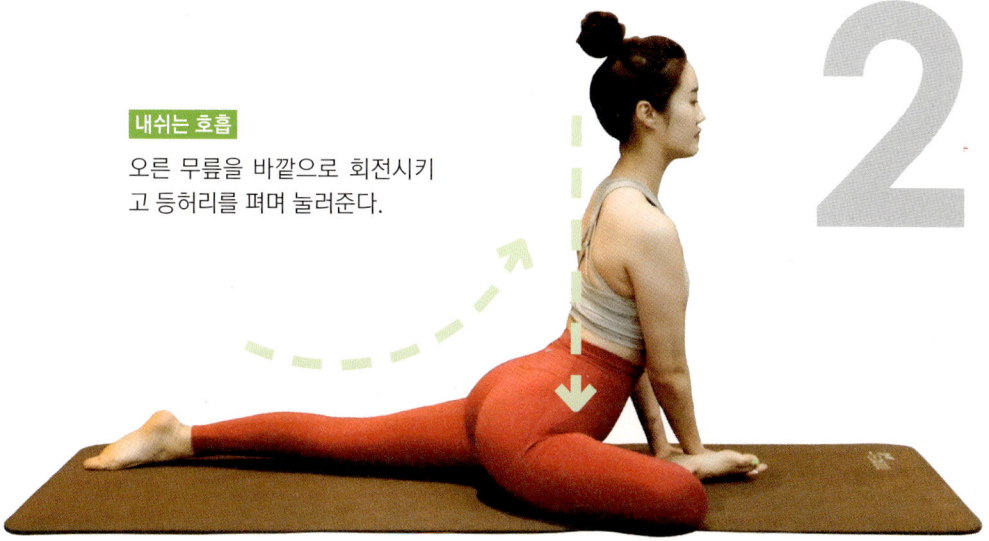

2

마시는 호흡
무릎을 들어 올려 제자리로 돌아온다.

스트레칭 조이에게 물어보세요

Q 출산 후에 하체부종이 정말 심해졌어요. 스트레칭이 도움이 될까요?

A 하체의 부종이 심해지면 저리기도 하고 외출을 할 때 불편할 수 있어요. 부종은 혈액순환이 제대로 되지 않아 나타나는 경우가 많아요. 스트레칭은 혈액순환이 되도록 도와주기 때문에 효과가 있을 거예요. 스트레칭을 통해 골반의 정렬을 맞추고 틀어진 뼈와 근육이 제자리를 찾으면 부종뿐만 아니라 다리 라인도 더욱 예뻐질 거랍니다.

Q 잦은 야근과 회식으로 운동을 하지 못했더니 지방이 하체에 그대로 저장되었어요. 다리 라인을 만드는데 스트레칭이 도움이 되나요?

A 우선 하체에 저장된 지방은 빼는 것이 매우 어려워요. 스트레칭은 전신의 혈액순환을 도와주고 하체를 포함해 몸의 근육을 늘이고 뼈가 제자리를 찾도록 도와줍니다. 그러다보면 땀도 나고 제대로 된 운동을 했다고 느낄 수 있을 거예요. 스트레칭 중에는 하체의 라인을 다듬어주는 스트레칭이 많아요. 꾸준히 하면 효과가 나타날 거예요!

PART 05

다리찢기

다리찢기는 신체의 여러 문제를 해결하는데 도움이 된다. 틀어진 척추와 골반이 교정되면서 어깨와 목의 통증에서 벗어날 수 있고 혈액순환이 잘 되어 하체부종을 방지할 수 있다. 또 유연성이 늘어나면 다칠 위험이 줄어든다. 신체의 좌우 균형을 맞추는데 스트레칭은 도움이 되고 꾸준히 동작을 하나씩 따라한다면 몸의 통증을 해결하는데 도움을 줄 것이다.

하체 유연성을 올려주는 스트레칭

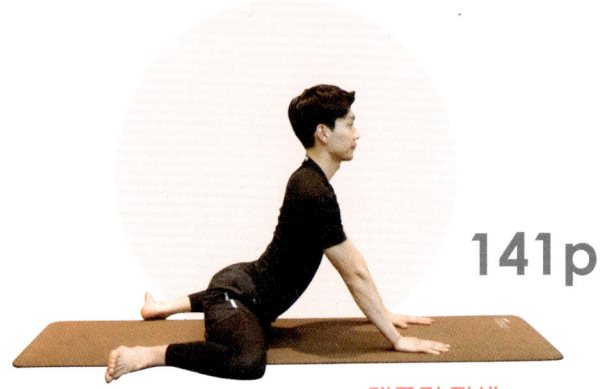

141p
개구리 자세

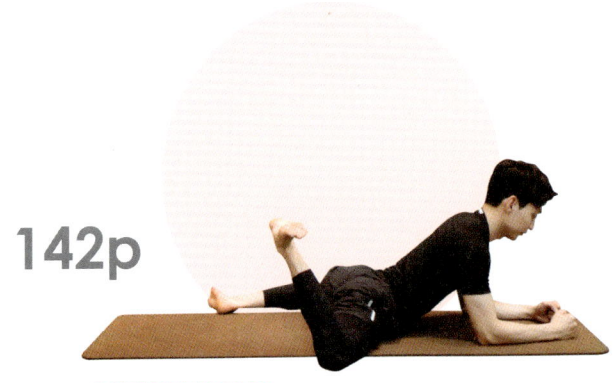

142p
개구리 변형 자세

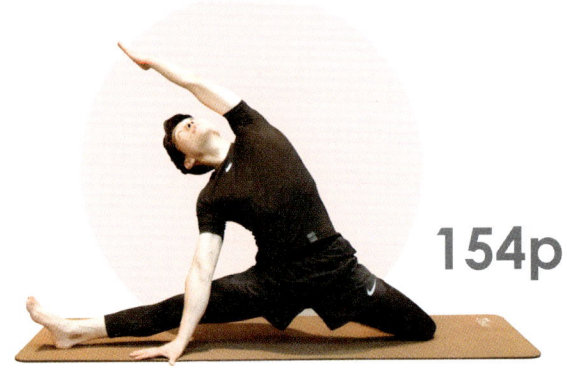

154p
골반 회전 스트레칭

허리 통증을 줄여주는 스트레칭

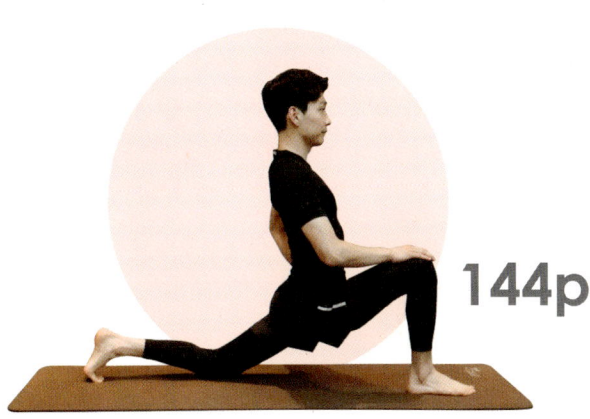

144p

다리 뻗어 스트레칭

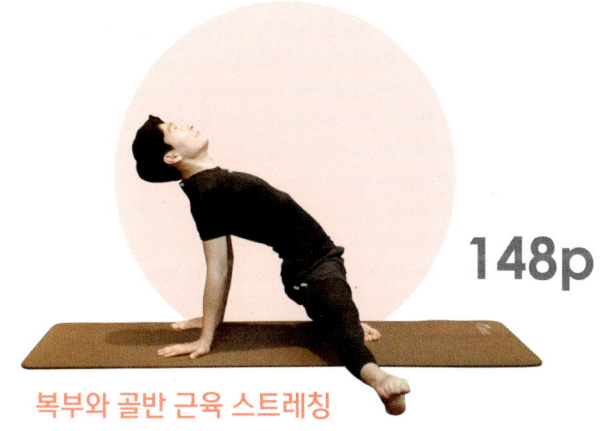

148p

복부와 골반 근육 스트레칭

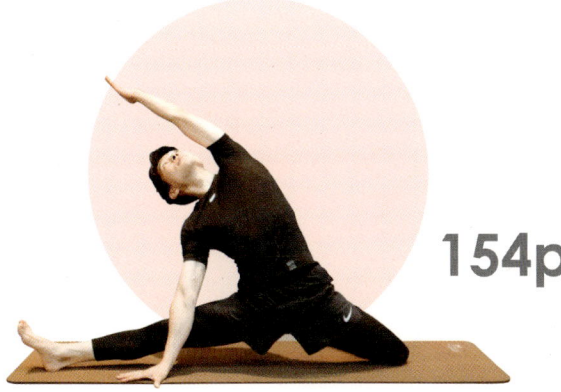

154p

골반 회전 스트레칭

런지 스트레칭

좌우 10회

골반에 위치한 근육인 장요근의 스트레칭 해준다. 이 때 무릎의 통증이 있는 사람이 있을 수 있다. 무릎이 아니라 장요근을 사용해 버티는 동작을 해보자.

POINT
- 다리의 위치는 고정하고 골반을 앞, 뒤로 움직인다.

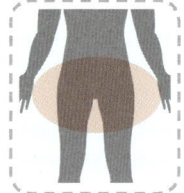

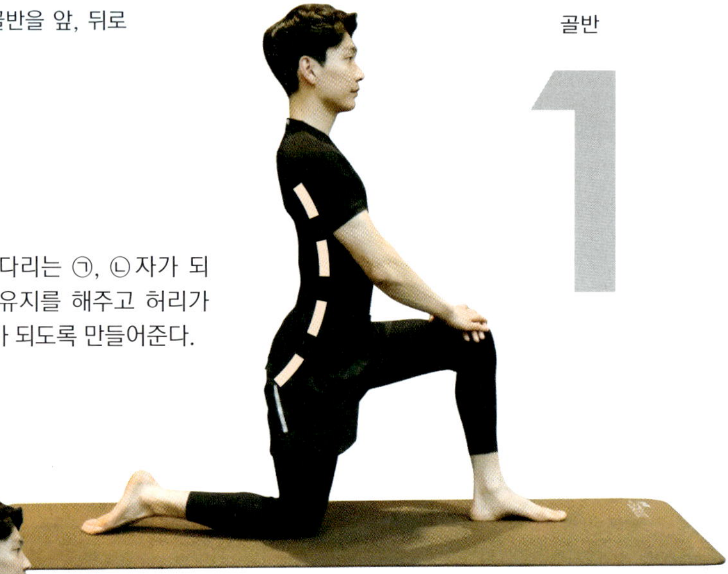

골반

앞뒤 다리는 ㉠, ㉡ 자가 되도록 유지를 해주고 허리가 아치가 되도록 만들어준다.

1

2

CHECK
- 맨바닥에서 할 경우 무릎에 부상이 입을 수 있으므로 매트를 깔고 진행한다.

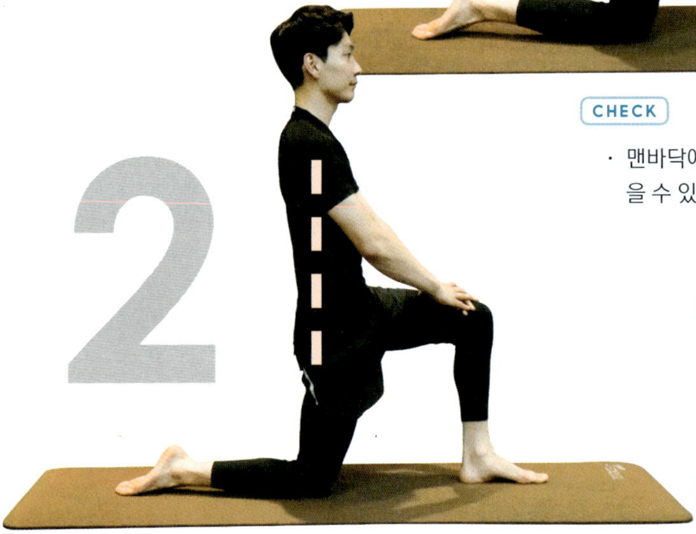

내쉬는 호흡
골반의 튀어나온 부분이 정면을 바라보도록 엉덩이에 힘을 주어 끌어당긴다.

마시는 호흡
1번 자세로 돌아간다.

개구리 자세

좌우 15회

다리 안쪽 인대 통증이 있는 사람들이 해주면 좋은 자세이다. 개구리 자세를 하면서 허벅지 안쪽 근육과 인대를 집중적으로 늘여줄 수 있어 안전하며 다리찢기를 할 때 안정적으로 버텨주는 힘을 길러주자.

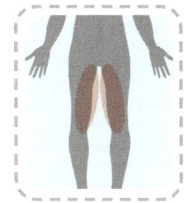

허벅지 안쪽

POINT
- 다리는 바닥에 붙이고 골반만 움직인다.

무릎을 최대한 넓게 열어주고 엉덩이와 일직선으로 맞춰준다.

1

CHECK
- 골반이 앞으로 빠지지 않도록 바닥을 잡아준 손가락에 힘을 모두 준다.

2

내쉬는 호흡
푸쉬업 하듯이 팔을 접어 내려간다. 이때 골반은 계속 뒤쪽으로 밀어준다.

마시는 호흡
복부를 말아주면서 천천히 1번 자세로 돌아온다.

개구리 변형 자세

개구리 자세에서 변형된 동작으로 고관절이 충분히 움직일 수 있는 공간을 만들어준다. 하체의 움직임을 직접적으로 느끼며 뻣뻣했던 하체의 움직임을 도와준다.

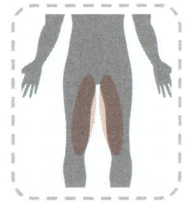

허벅지 안쪽

POINT
- 들어준 다리의 골반은 바닥에 닿아야 한다. 골반이 바닥에 닿지 않는다면 엉덩이에 힘을 주어 누른다.

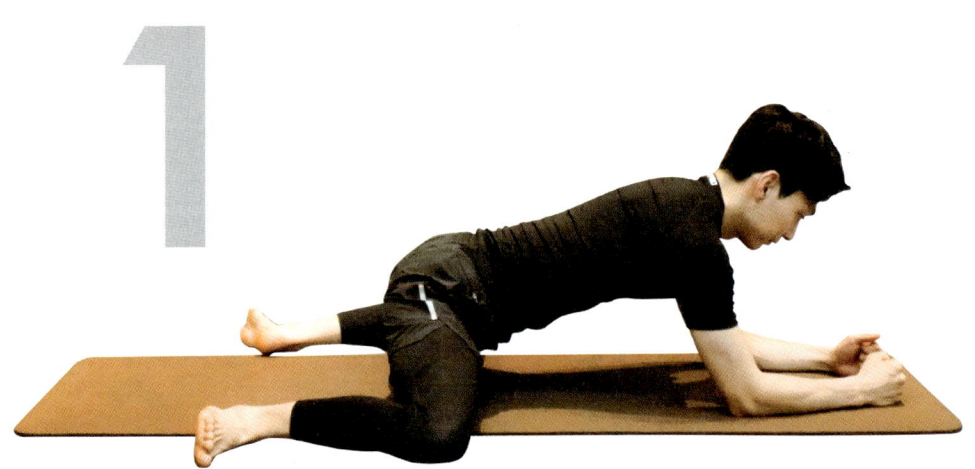

1

개구리 자세에서 허리가 일자가 되도록 맞춰준다.

좌우
20회

CHECK
- 중심이 앞으로 밀리지 않게 고정한다.

2

내쉬는 호흡
오른 다리를 무릎 접어 들어 올리고 이 때 골반은 바닥에 닿도록 해준다.

마시는 호흡
1번 자세로 돌아와 반대쪽을 반복한다.

다리 뻗어 스트레칭

고관절이 유연하게 움직일 공간이 없다면 다리찢기가 되지 않고 통증이 나타날 수도 있다. 고관절을 회전시켜 고관절이 움직일 수 있는 공간을 확보해주자.

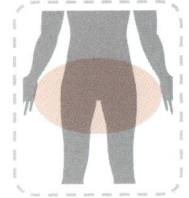

골반

> POINT
> · 무릎이 복숭아뼈보다 앞으로 나가지 않도록 잡아주고 최대한 늘여준 상태에서 동작을 실행한다.

런지에서 무릎을 앞으로 최대한 밀어주고 뒤쪽의 다리는 발가락으로 바닥을 지지해준다.

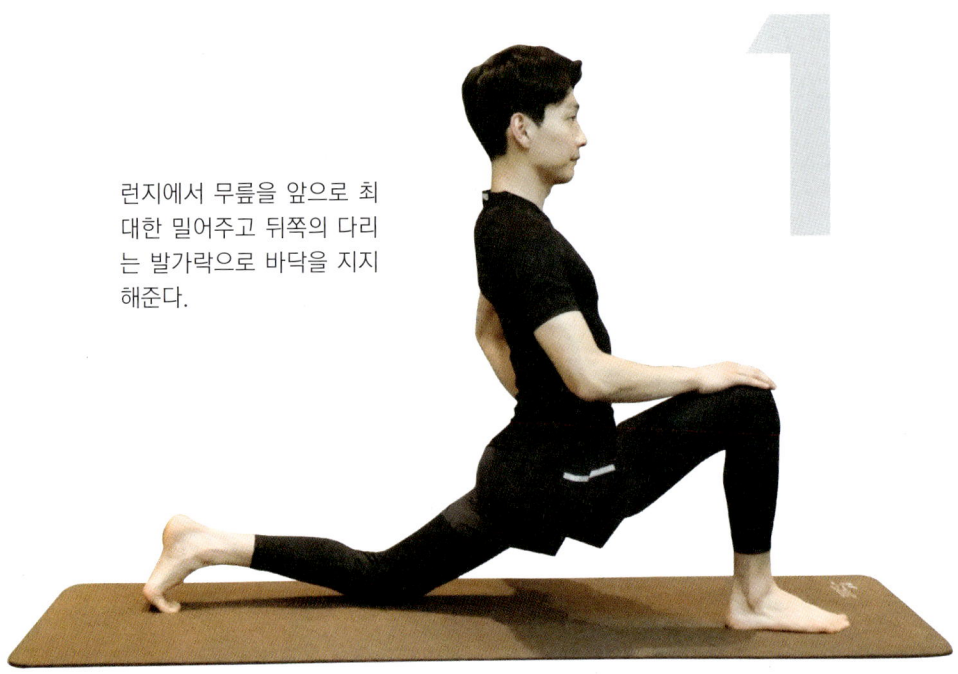

좌우
10회

CHECK
- 발목의 가동성이 부족한 경우 발목에도 통증이 동반될 수 있다. 이때는 발가락을 약간 바깥쪽으로 빼주어도 좋다.

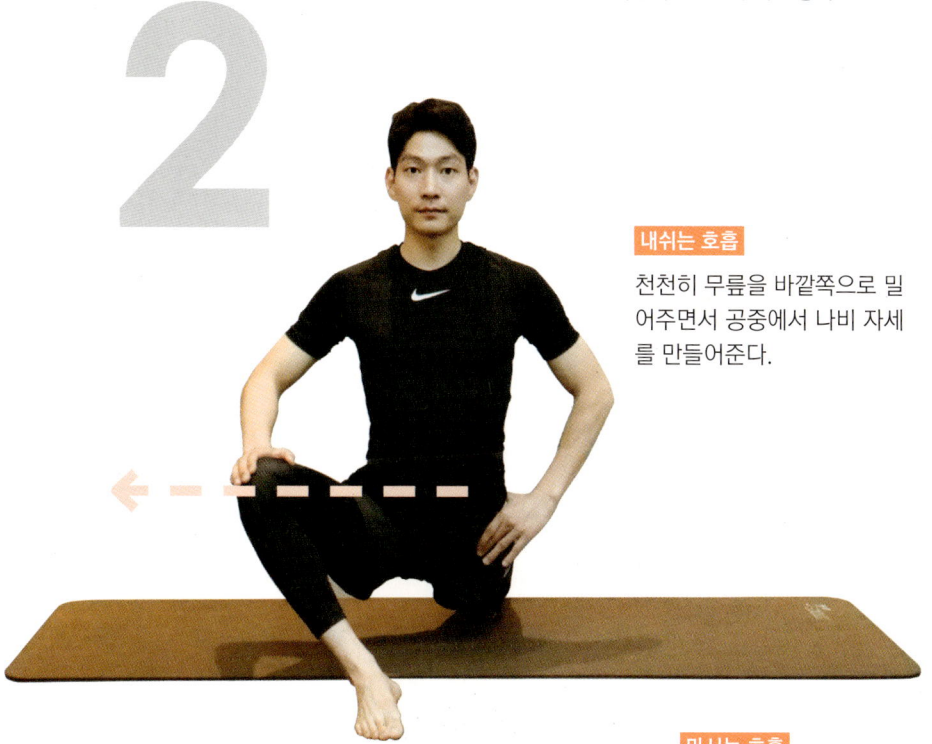

2

내쉬는 호흡
천천히 무릎을 바깥쪽으로 밀어주면서 공중에서 나비 자세를 만들어준다.

마시는 호흡
1번 자세로 돌아온다.

허벅지와 무릎 스트레칭

다리찢기에 있어서 가장 중요한 허벅지와 무릎의 안쪽을 늘이는 동작이다. 통증이 가장 많이 나타나는 부위도 무릎이다. 다리찢기를 할 때 아프지 않으려면 꾸준히 스트레칭 해주는 것이 좋다.

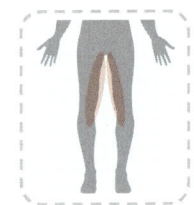

허벅지 안쪽,
무릎 안쪽

POINT

- 1번 자세로 돌아올 때 소리가 나지 않도록 천천히 늘어나는 근육을 느끼면서 내려온다.

왼 무릎과 오른 발목을 일직선으로 놓아주고 팔을 골반의 앞쪽에 놓아준다.

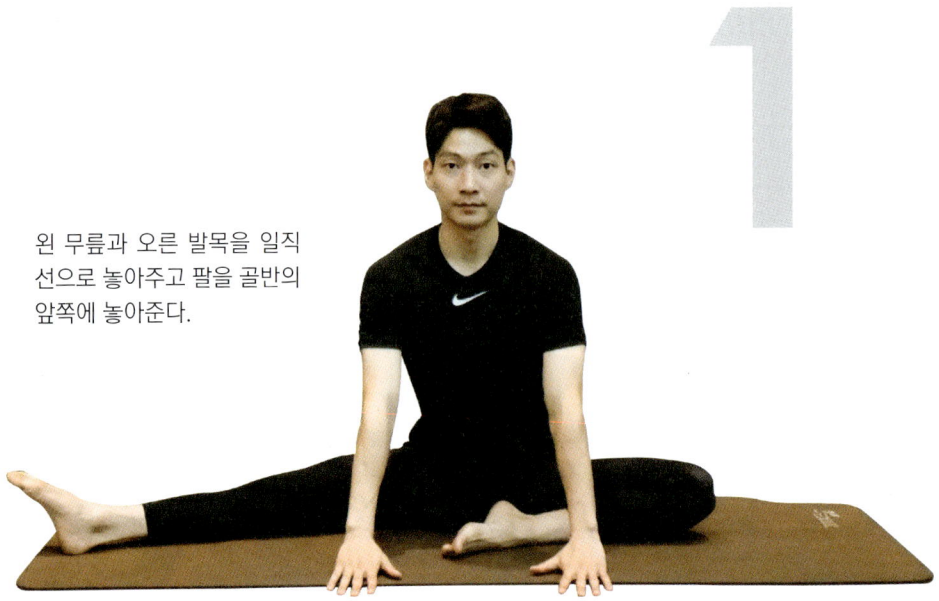

좌우
20회

CHECK

- 엉덩이를 들고 앞쪽으로 올 경우 허리가 과하게 꺾이지 않도록 복부의 힘을 준다.

내쉬는 호흡

엉덩이를 들어주며 허리가 아치가 되도록 만들어준다.

2

마시는 호흡

다시 천천히 복부를 약간 말아주면서 엉덩이를 바닥에 댄다.

147

복부와 골반 근육 스트레칭

현대인은 앉아서 생활하는 시간이 많은 편이다. 일상생활을 하면서 짧아져 있는 복부의 근육과 골반의 말림을 풀어주는 스트레칭이다. 골반이 앞으로 회전되어 있는 전방경사라면 이 스트레칭을 꾸준히 해준다.

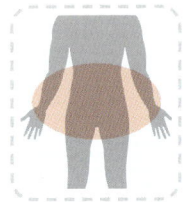

허리, 복부

POINT
- 엉덩이에 힘을 주고 골반을 앞으로 민다는 느낌으로 해주어야 한다.

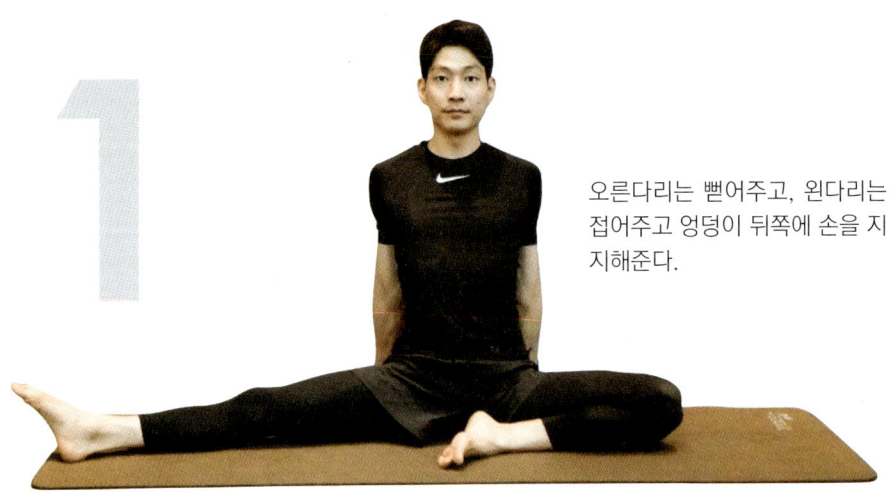

오른다리는 뻗어주고, 왼다리는 접어주고 엉덩이 뒤쪽에 손을 지지해준다.

좌우
20회

내쉬는 호흡
엉덩이에 힘을 주어 일어나서 양쪽 골반을 앞으로 밀어준다.

CHECK
- 올라왔을 때 허리가 과하게 꺾여있으면 통증이 생길 수 있으니 복부에 힘을 주어 골반의 튀어나온 부분은 정면을 보도록 해준다.

마시는 호흡
천천히 1번 자세로 돌아온다.

가슴 내려놓기 스트레칭

다리찢기를 하는데 필요한 연결 동작이다. 한쪽 다리를 접어 가슴을 바닥에 닿게 내려주는 연습으로 다리찢기에 대한 심리적인 부담감을 제거할 수 있다. 이 동작은 다리찢기 후에 버티는 힘을 길러주는 자세이므로 열심히 따라 해보자.

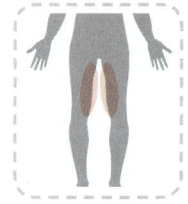

허벅지 안쪽

POINT
- 가슴이 바닥에 닿고 있을 때 엉덩이는 무릎보다 뒤쪽으로 빠지도록 중심을 옮겨준다.

1

엎드린 상태에서 한쪽 다리를 90도로 접는다. 뻗은 다리는 반대쪽 무릎과 일직선이 되도록 만들어준다.

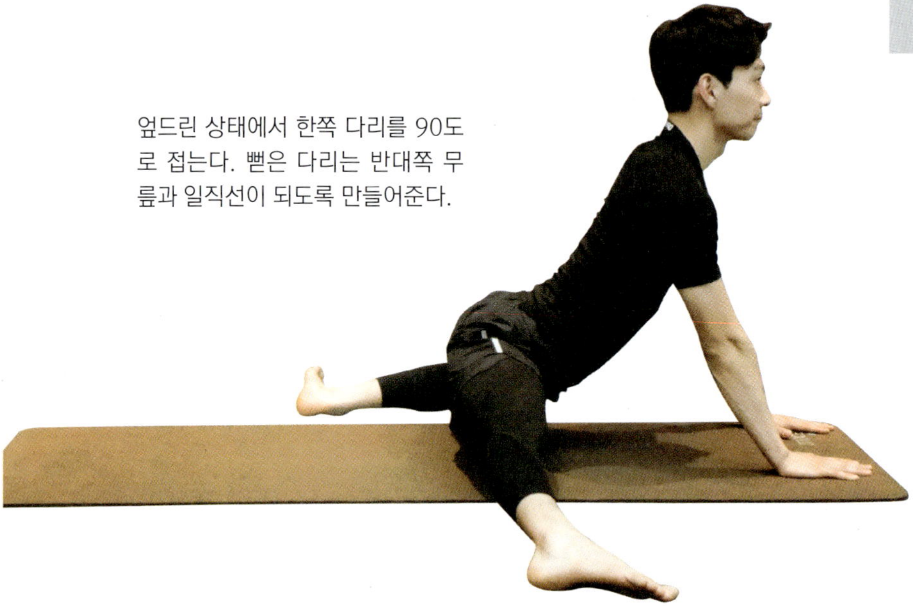

좌우
20초

CHECK
· 동작에 불편이 있을 경우 가능한 부분에서 버텨주는 연습을 해야 한다.

내쉬는 호흡
양쪽 손을 앞으로 밀어 가슴이 바닥에 닿도록 만들어준다.

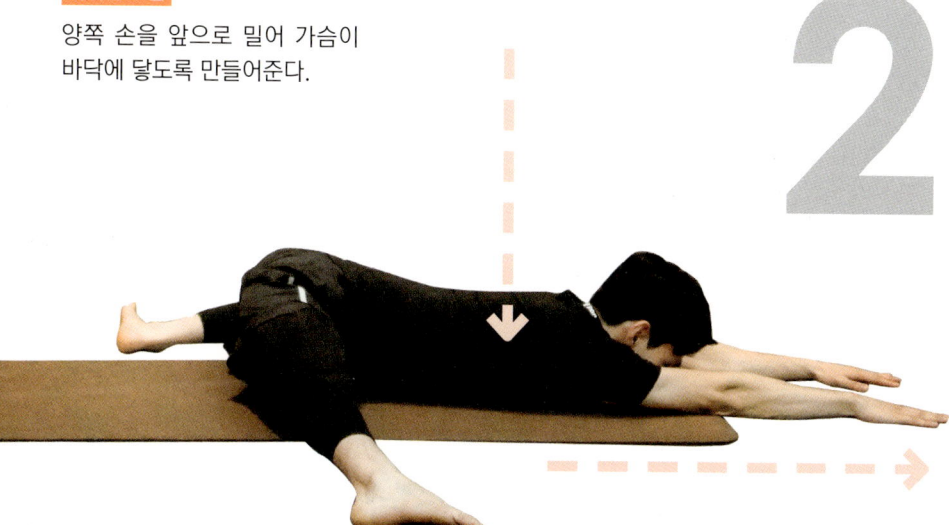

2

마시는 호흡
천천히 1번 자세로 돌아온다.

스탠딩 체크 트위스트

다리찢기를 하면서 버텨주는 힘을 기르는 동작이다. 무리해서 다리찢기를 할 것이 아니라 이 동작으로 근육들이 서로 협력하면서 강화할 수 있도록 허벅지 뒤쪽을 집중적으로 늘여보자.

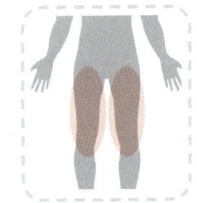

허벅지 뒤쪽

POINT
- 발끝을 플렉스(19p)하고 한쪽으로 골반이 치우쳐지지 않도록 적당한 힘으로 눌러준다.

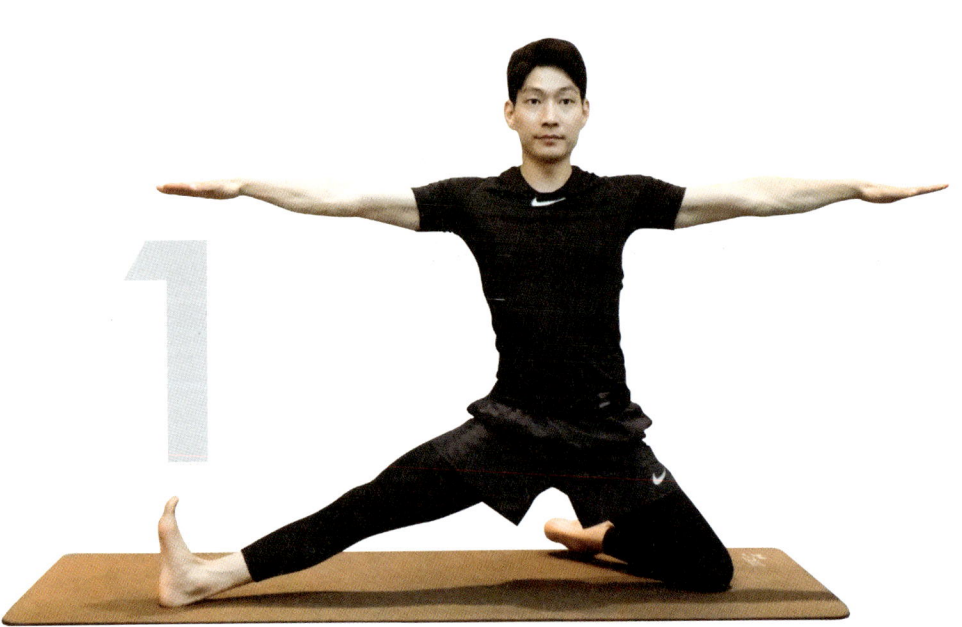

오른다리는 뻗어 뒤꿈치로 지지해준다. 가슴과 골반은 정면을 보도록 해주고 엉덩이를 바닥으로 누른다.

좌우
10회

CHECK
· 무릎이 아플 경우에는 이 자세를 하면 안 된다.

내쉬는 호흡
뻗은 다리 쪽으로 몸통을 회전시킨다.

마시는 호흡
1번 자세로 돌아온다.

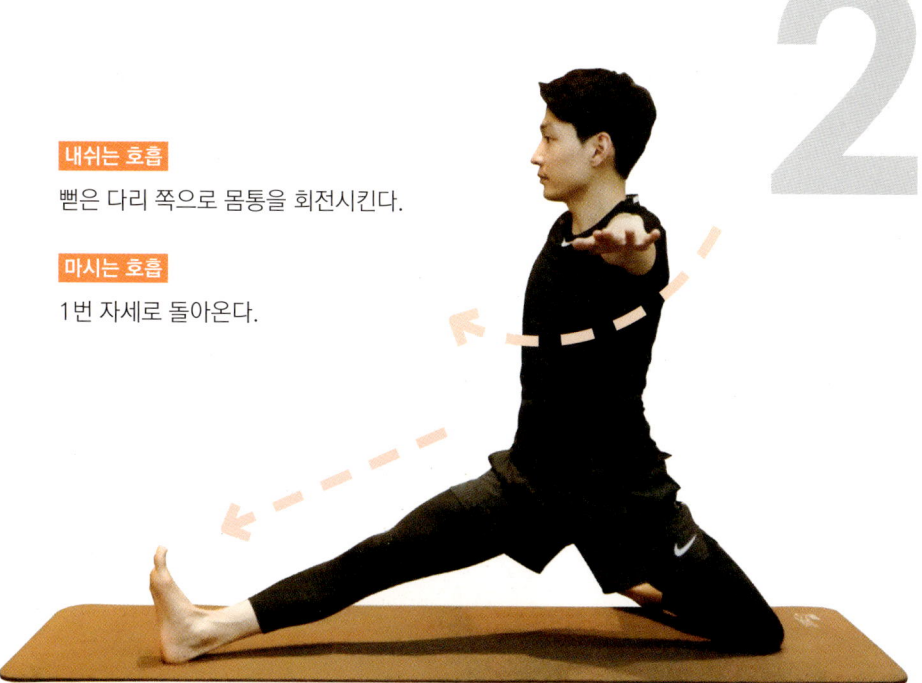

골반 회전 스트레칭

골반의 회전을 도와주면서 허벅지 안쪽의 근육과 상체의 밸런스를 맞춰 주는 스트레칭이다. 이 동작은 오래 앉아 생활하느라 약해진 허리의 근육을 강화시켜 허리를 곧게 만들어준다. 허리를 곧게 만들기 위해서는 허리에 있는 근육을 늘여주면서 허리가 펴질 수 있도록 도와준다.

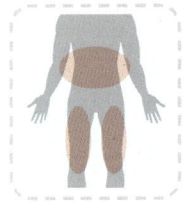

허벅지 안쪽,
허벅지 뒤쪽,
허리

> **POINT**
> · 엄지발가락으로 바닥을 밀어주면 맞닿은 가슴 윗부분이 더 큰 압박을 받아 스트레칭을 할 수 있다.

엉덩이에 힘을 주어 골반을 앞으로 밀어준다는 느낌으로 버틴다.

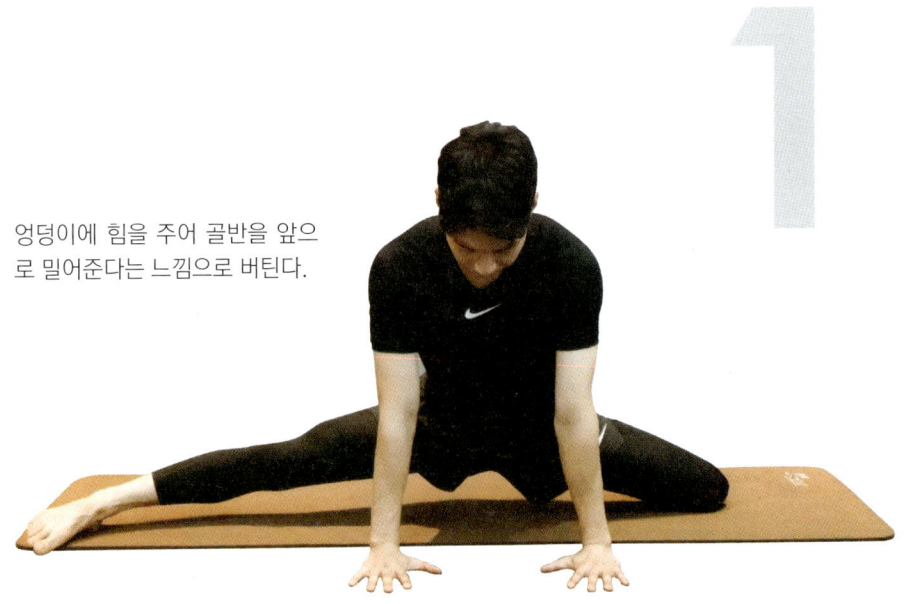

1

좌우 15회

중심을 천천히 뻗은 다리 쪽으로 이동한다.

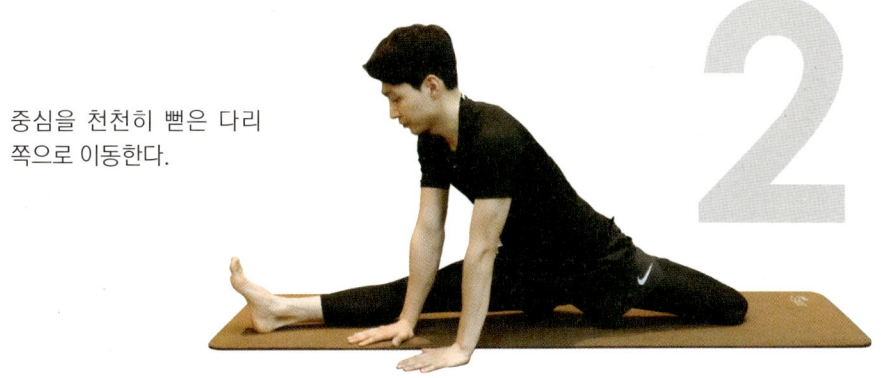

CHECK
· 시작점은 본인에게 맞도록 설정을 하여 점진적으로 늘려주는 방법이 가장 좋다.

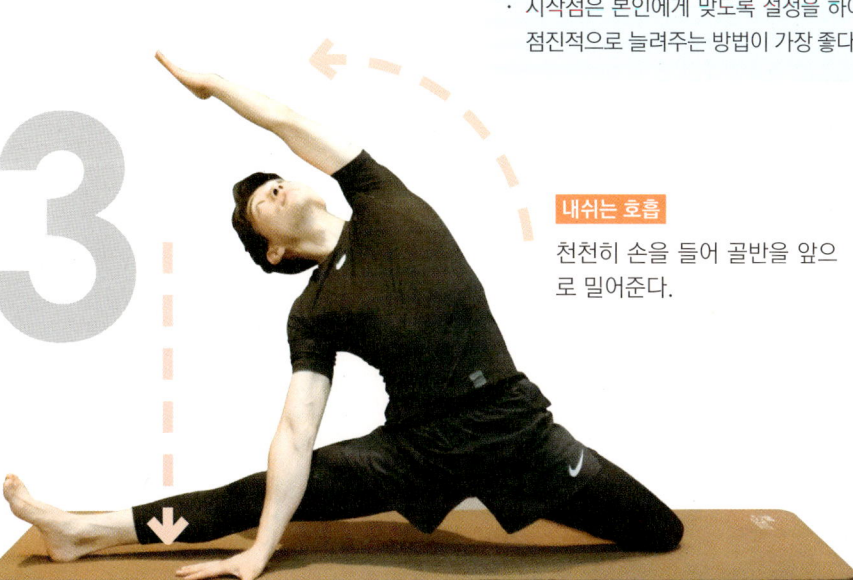

내쉬는 호흡
천천히 손을 들어 골반을 앞으로 밀어준다.

마시는 호흡
앉으며 1번 자세 돌아온다.

> 스트레칭 조이에게 물어보세요

Q 필라테스를 가르치고 있어요. 가르치는 입장에서 유연성이 필요한 동작들이 몇 가지가 있습니다. 유연성을 기르고 다리찢기를 배우고 싶어요.

A 다리찢기라고 하면 보통 과하게 늘이는 동작이라고 생각하기 쉬워요. 하지만 유연성은 관절의 움직임을 편안하게 만들어 주는 역할을 합니다. 몸이 수축하는 힘이 강하면 관절의 움직임을 방해해 통증이 생길 수도 있어요.

Q 발레를 배우고 있어요. 유연성을 기르고 싶은데 스트레칭이 도움이 될까요?

A 유연성이 높아지면 부상의 위험에서 벗어날 수 있어요. 발레는 높이 점프하거나 몸을 늘이는 동작이 많은데 유연성이 부족하면 동작을 할 때 근육을 다칠 수도 있어요. 유연성 훈련을 통해 근육의 가동성을 더욱 늘여 발레할 때도 자연스러운 동작이 나오도록 만들어 볼게요.

PART 06

성장 스트레칭

성장은 자연스럽게 멈춘다. 하지만 자세가 바르지 않아 등이 굽으면 키가 작아진다. 숨은 키 1cm를 찾으려면 바른 자세, 굽은 몸을 펴주는 게 우선이다. 일단 성장 스트레칭은 성장기 어린이들이 따라하면 성장을 도와주어 효과적이고, 성인이 따라했을 때는 굽은 몸을 펴면서 키가 커지는 효과를 볼 수 있다. 자기 전에 따라하는 것이 효과가 가장 좋다.

자기 전에 하면 키가 커지는 스트레칭

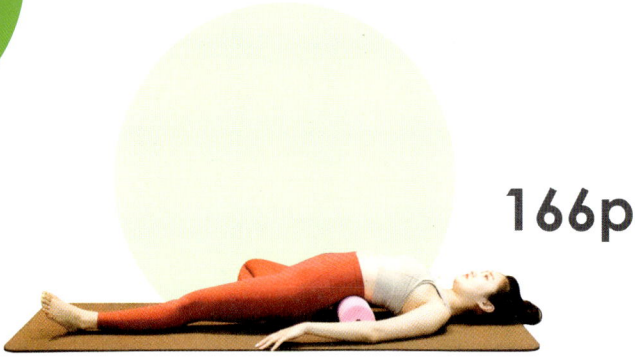

166p

누워 쭉쭉 스트레칭

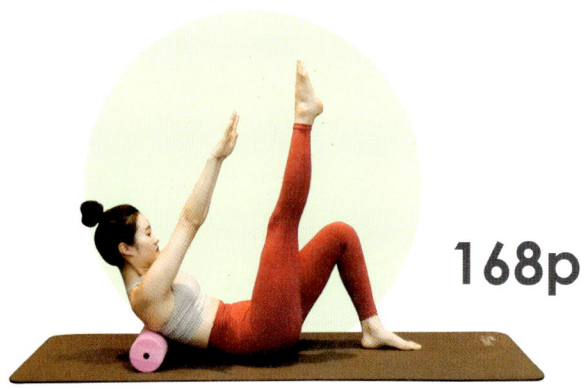

168p

코어 스트레칭

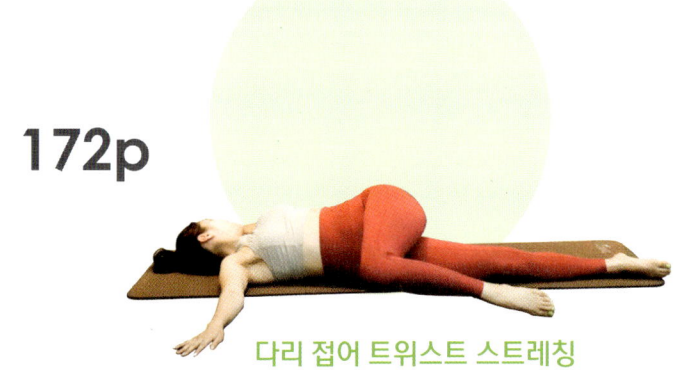

172p

다리 접어 트위스트 스트레칭

숨은 1cm를
바로 찾아주는
스트레칭

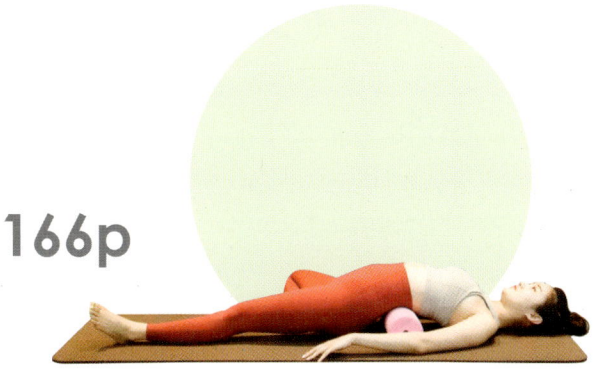

166p

누워 쭉쭉 스트레칭

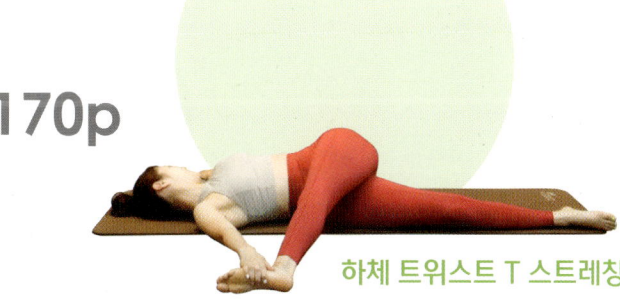

170p

하체 트위스트 T 스트레칭

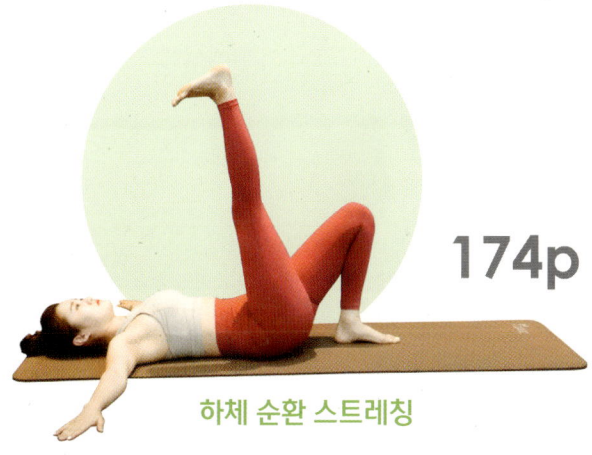

174p

하체 순환 스트레칭

폼롤러 종아리 마사지

무릎 바로 아래서부터 시작하는 근육의 긴장 상태가 오래 지속되면 무릎의 통증이 생길 수 있다. 긴장 상태와 통증은 성장에 방해가 될 수 있는 요소이므로 지속적으로 풀어주어야 한다. 또 이 동작은 하체의 순환에 도움을 준다.

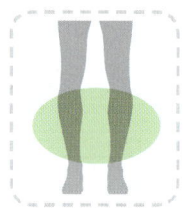

종아리 앞쪽, 종아리 옆쪽

POINT
- 호흡하면서 좌우로 움직일 때 양손으로 무릎과 발목을 지그시 눌러주면서 문질러준다.

1

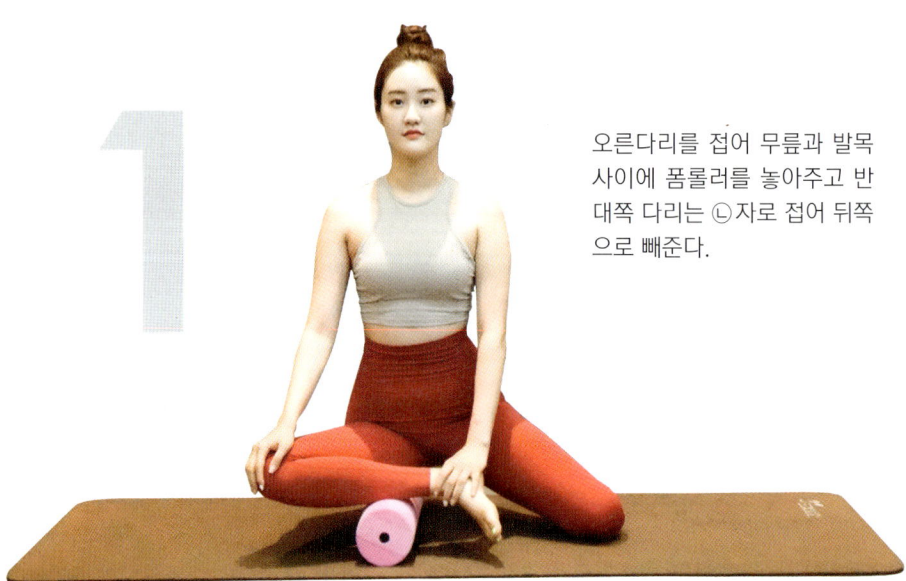

오른다리를 접어 무릎과 발목 사이에 폼롤러를 놓아주고 반대쪽 다리는 ⓒ자로 접어 뒤쪽으로 빼준다.

좌우
10회
2세트

내쉬는 호흡
좌우로 움직인다.

마시는 호흡
1번 자세로 돌아온다.

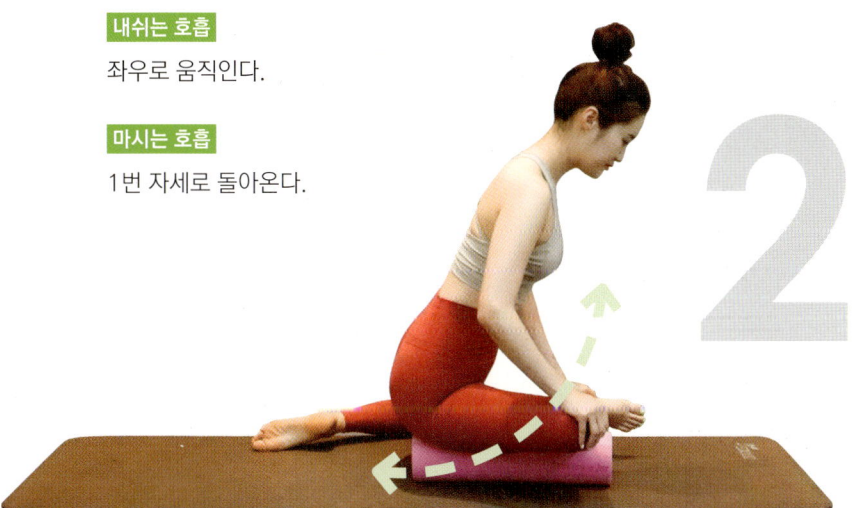

CHECK
· 몸이 한쪽으로 기울어지지 않도록 중심을 잡아준다.

인어공주 스트레칭

발모양의 아치 때문에 허벅지의 바깥쪽이 받는 스트레스를 풀어주는 동작이다. 또 몸의 인대를 안정화 시킬 수 있으며 근육이 스트레스를 받아 뭉쳐 있다면 통증이 느껴질 수도 있다.

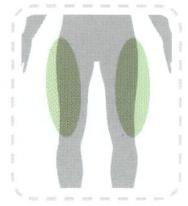

허벅지 바깥쪽

POINT
- 척추부터 발목까지는 일자로 유지되도록 복부에 힘을 준다.

골반의 튀어나온 뼈 10cm 정도 아래에 폼롤러를 대고 가슴과 골반은 같은 방향을 바라보도록 한다.

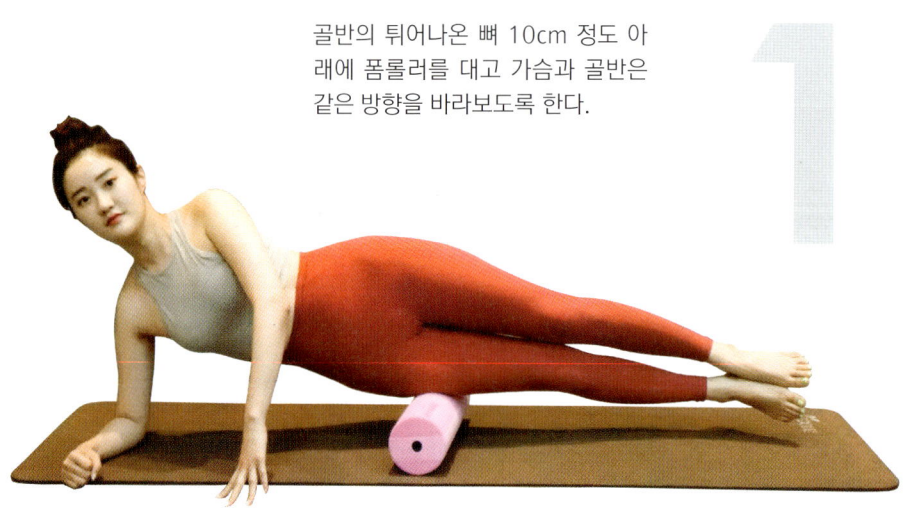

좌우
10회
2세트

CHECK

- 허리가 몸을 지탱해 허리의 부담이 가지 않도록 하며 어깨와 팔꿈치는 항상 일자로 유지한다.

내쉬는 호흡

가슴과 골반이 같은 방향으로 돌아가도록 유지해준다.

2

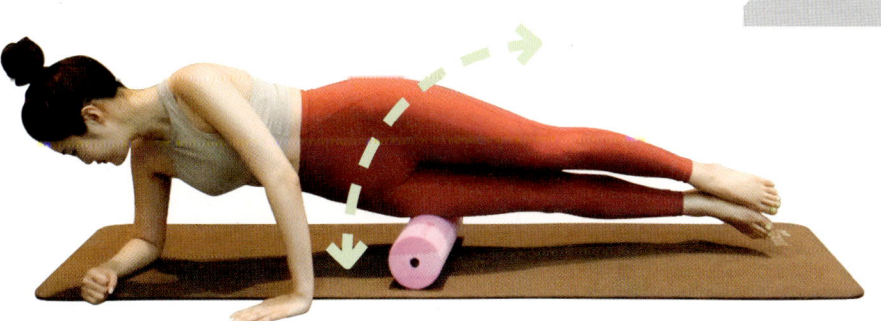

마시는 호흡

1번 자세로 돌아온다.

구르는 의자 스트레칭

골반을 지탱하는 엉덩이의 근막을 이완 시키는 동작이다. 엉덩이 전체 근육의 자극을 느끼면서 마사지를 해준다. 골반을 지지하고 있는 근육을 풀어주어 골반의 균형을 잡아준다.

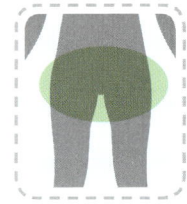

엉덩이

POINT
- 자극이 없을 경우 자세는 유지하고 폼롤러가 닿는 위치를 바꾸어준다. 엉덩이의 위쪽 부분에 폼롤러를 대주면 더욱더 자극이 느껴진다.

꼬리뼈를 폼롤러에 올려놓고 왼 다리를 오른 허벅지 앞에 올려 4자 모양을 만들어준다.

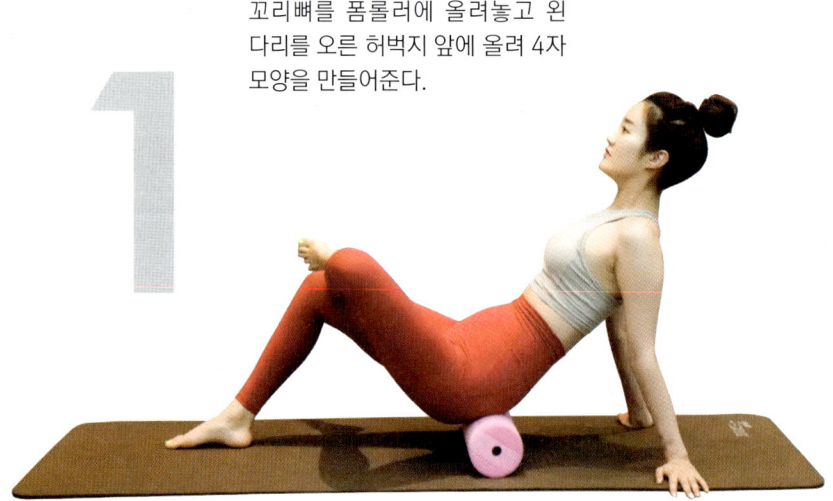

좌우
10회

상체와 골반을 45도 정도 돌린다.

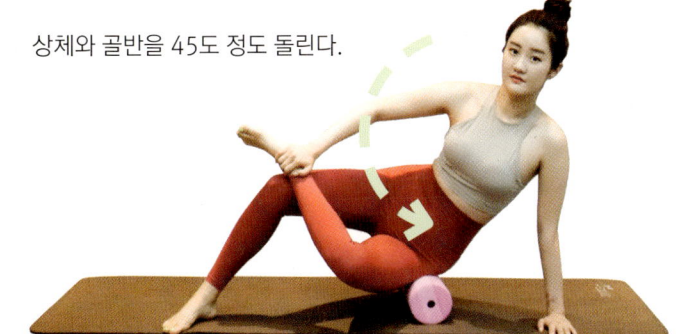

내쉬는 호흡
바닥을 지지하고 있는 다리를 펴주며 위아래로 움직여준다.

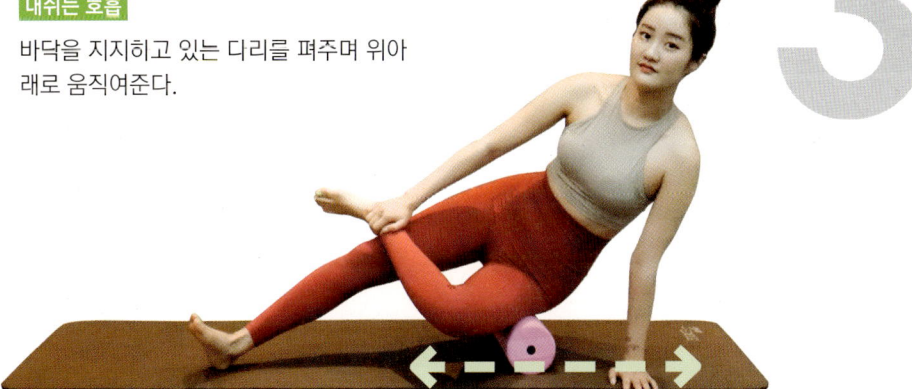

마시는 호흡
1번 자세로 돌아온다.

CHECK
- 자세가 무너지지 않게 엉덩이로 중심을 잡는다. 어깨로 몸을 지탱하면 어깨에 통증이 있을 수 있으니 주의한다.

누워 쭉쭉 스트레칭

앞으로 굽어있는 것이 일상화된 허리와 등을 위한 펴주기 위한 동작이다. 척추를 바르게 만드는 스트레칭으로 몸을 늘이며 지친 하루의 피로를 해소해보자.

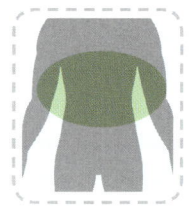

허리

> **POINT**
> - 이때 골반은 정면을 향하고, 가슴을 늘이는 느낌으로 지그시 눌러준다.

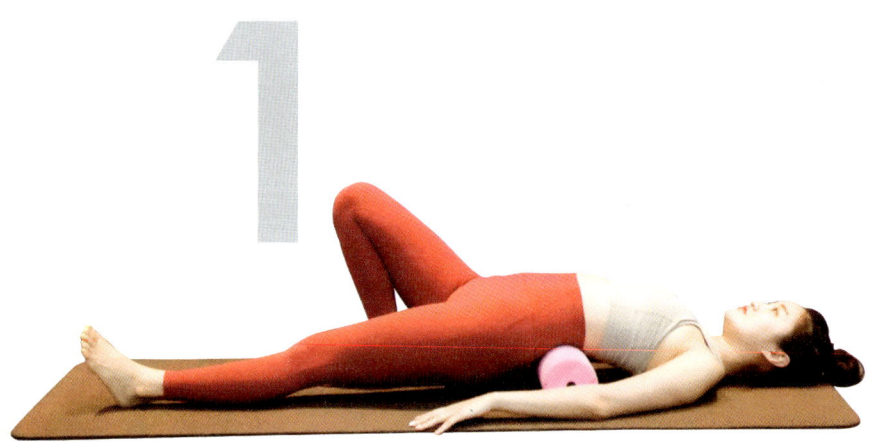

누웠을 때 허리의 가장 평평한 부분(허리의 살짝 위쪽)에 폼롤러를 놓고 오른다리를 접어 발바닥을 바닥에 댄다.

좌우
10회

내쉬는 호흡
바닥을 지지하고 있는 오른 무릎이 바닥을 향하도록 지그시 눌러준다.

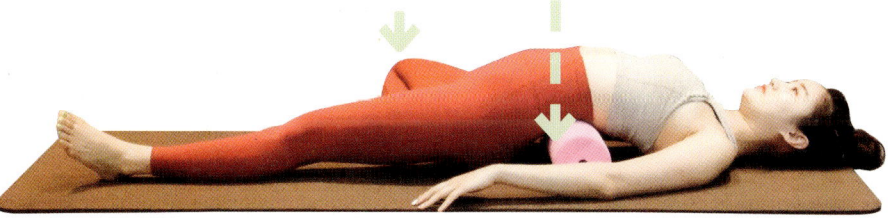

CHECK

- 엉덩이를 바닥에 닿게 하려고 힘을 주면 허리에 부담이 간다. 최대한 천천히 닿을 수 있는 만큼만 가도록 한다.

마시는 호흡
1번 동작으로 돌아온다.

코어 스트레칭

코어의 전체적인 힘을 키워 몸의 균형을 잡아주는 스트레칭이다. 몸을 말았다가 늘여주기를 반복하며 몸의 코어를 강화시키는 동시에 근력과 유연성을 동시에 기를 수 있다.

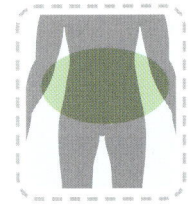

복부

POINT

- 폼롤러로 몸을 지지하면서 상체가 올라오고 내려갈 때 살짝 움직여서 폼롤러의 도움을 받아주는 게 좋다.

누워서 가슴 뒤쪽에 폼롤러를 댄다. 이때 오른다리는 접어서 지지대를 만들어준다.

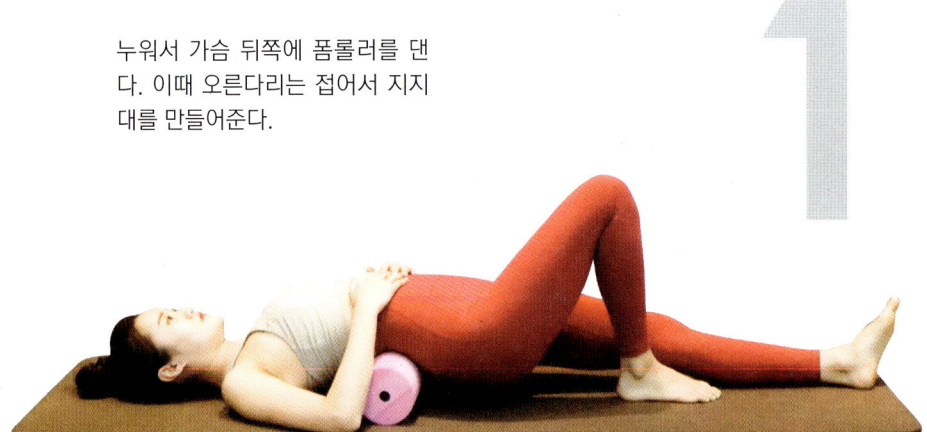

좌우
30회

팔은 만세하고 가슴을 쭉 늘여준다.

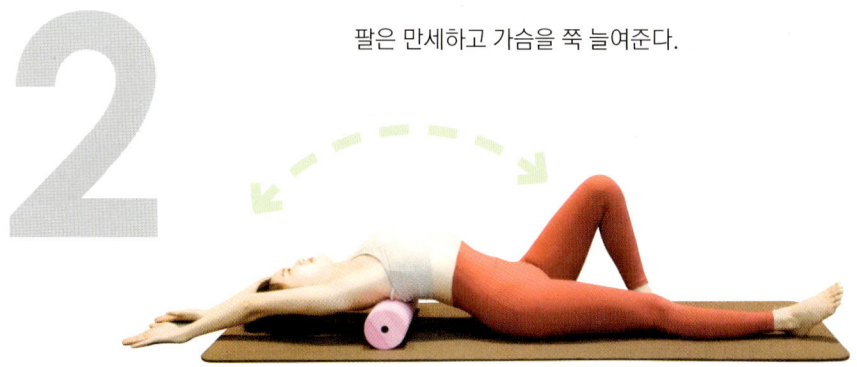

CHECK
- 폼롤러가 허리 부분에 가까울수록 허리 통증이 있을 수 있으니 가슴 뒤쪽에 대야한다.

내쉬는 호흡
뻗은 손과 다리를 모아 몸을 V자로 만들어준다.

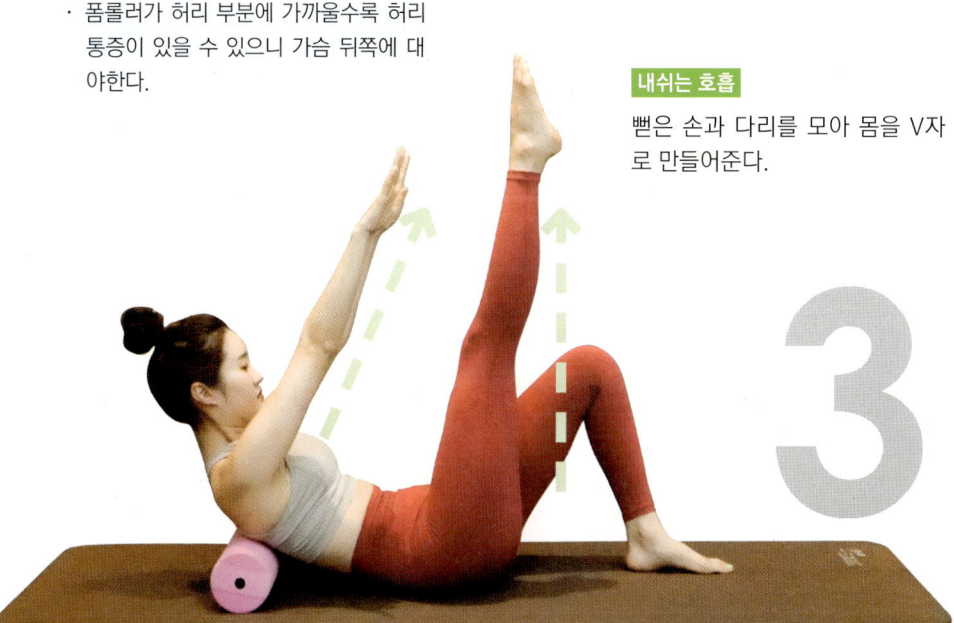

마시는 호흡
1번 자세로 돌아간다.

하체 트위스트 T 스트레칭

발에는 아치가 있어 허벅지 바깥쪽의 근육이 스트레스를 받기가 쉽다. 이 스트레스를 풀어주는 동작으로 다리를 뻗어 엉덩이부터 하체의 전체적인 순환을 도와준다. 다리가 많이 피곤하다면 매일 따라 하면서 근육을 풀어준다.

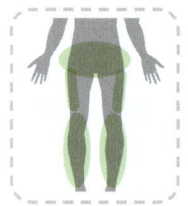

엉덩이,
허벅지 바깥,
종아리 뒤쪽

POINT
- 처음 자세로 돌아오지 않고 늘여준 상태에서 무릎만 접었다 폈다 반복한다.

누운 상태에서 오른다리는 접어 바닥에 내려놓는다. 왼다리는 길게 뻗어 발을 손으로 잡는다.

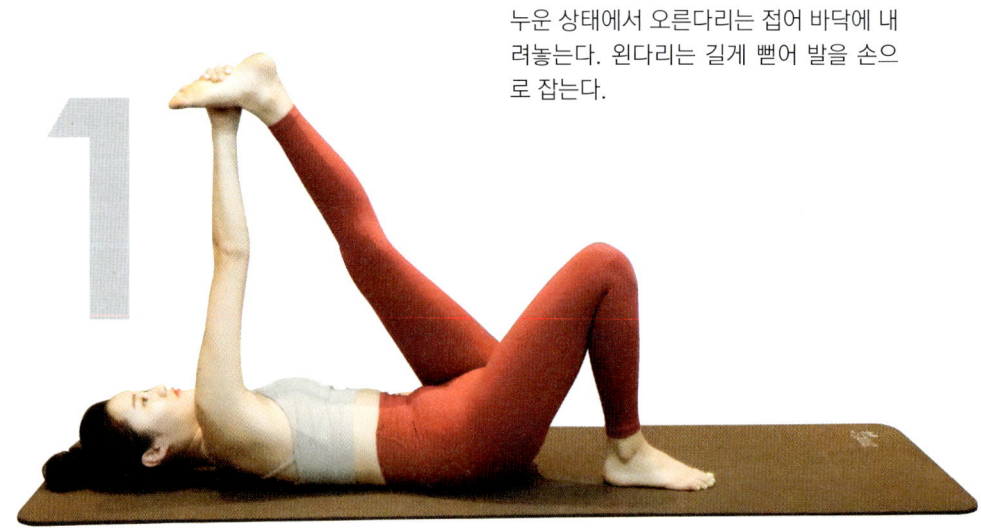

좌우
15회

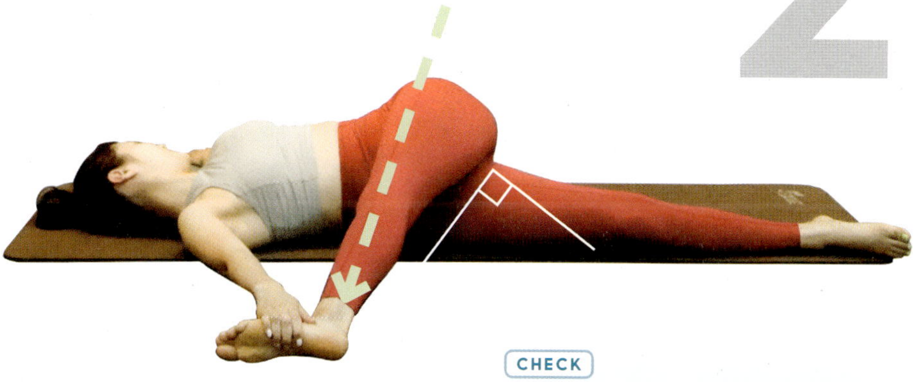

내쉬는 호흡

왼다리를 천천히 오른쪽으로 내려 90도로 만들어준다.

마시는 호흡

살짝 무릎을 구부렸다가 다시 천천히 펴준다.

CHECK

· 양쪽 어깨는 바닥에 계속 닿아있어야 하고 다리가 펴지지 않으면 무릎을 구부린 상태에서 시작한다.

다리 접어 트위스트 스트레칭

상체와 하체가 연결되는 부분을 트위스트 해 눌렸던 신경을 풀어주는 스트레칭이다. 하루종일 앉아있느라 스트레스 받은 엉덩이와 허리의 이완을 도와준다. 오른쪽과 왼쪽을 번갈아가면서 스트레칭 해준다.

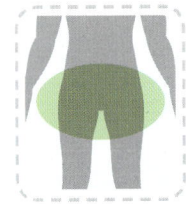

엉덩이

POINT
- 90도로 접은 다리 말고는 몸의 모든 부분이 바닥에 닿아있어야 한다.

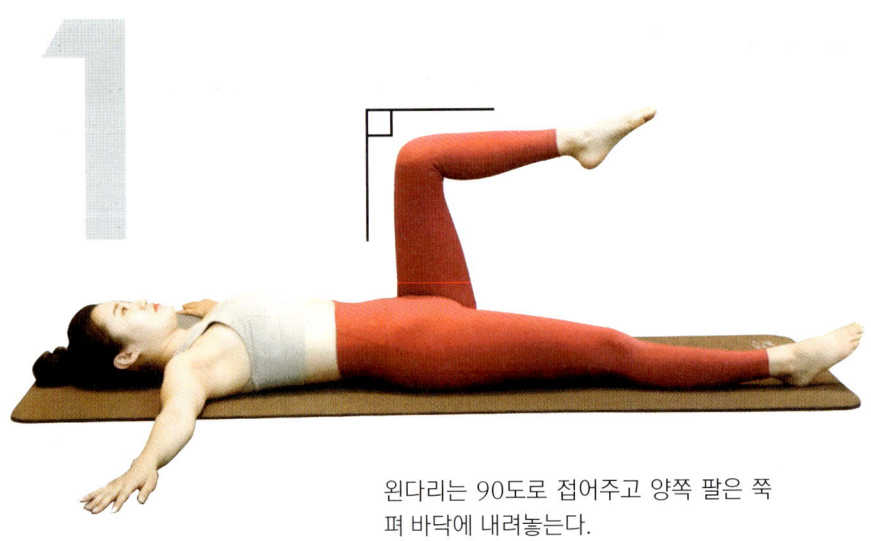

왼다리는 90도로 접어주고 양쪽 팔은 쭉 펴 바닥에 내려놓는다.

좌우
10회 10초
유지

CHECK
- 허리에 통증이 있다면 아프지 않은 지점까지만 내려간다.

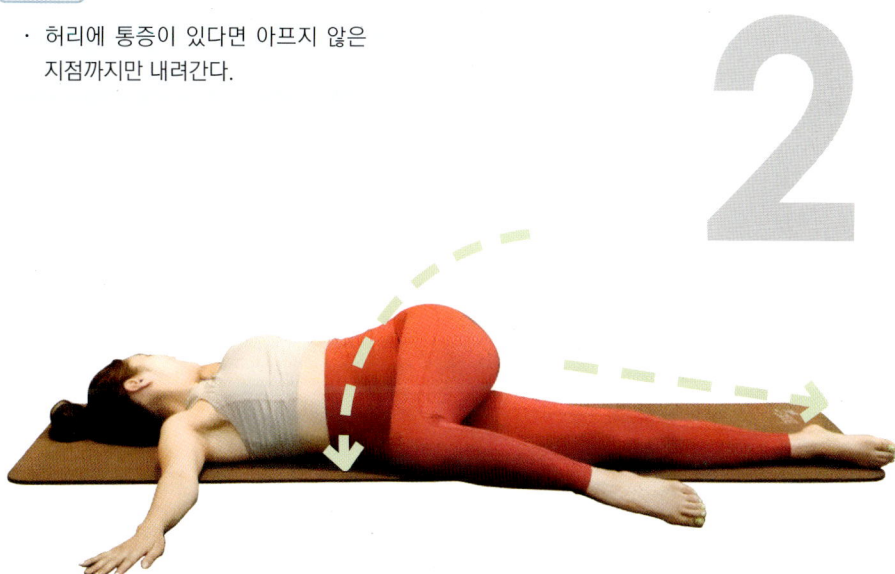

2

내쉬는 호흡

무릎이 바닥에 닿을 듯 천천히 눌러준다.
스트레칭을 하면서 호흡은 천천히 마시고 내뱉어준다.

하체 순환 스트레칭

성장과 관련 있는 햄스트링을 발달시키는 스트레칭으로 하체의 순환과 성장에 도움을 준다. 무릎 뒤쪽의 자극을 주어 다리 라인도 예쁘게 만들 수 있으며 관절의 성장을 방해하지 않도록 스트레칭 해준다.

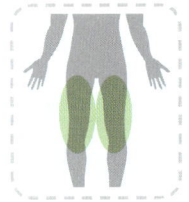

허벅지 뒤쪽

> **POINT**
> · 발끝은 항상 플렉스(19p)를 유지하고 킥을 찼을 때 엉덩이가 바닥에서 떨어지지 않게 한다.

1

양팔은 바닥에 내려놓고 왼다리는 세워 발바닥을 바닥에 댄다. 오른다리는 쭉 뻗는다.

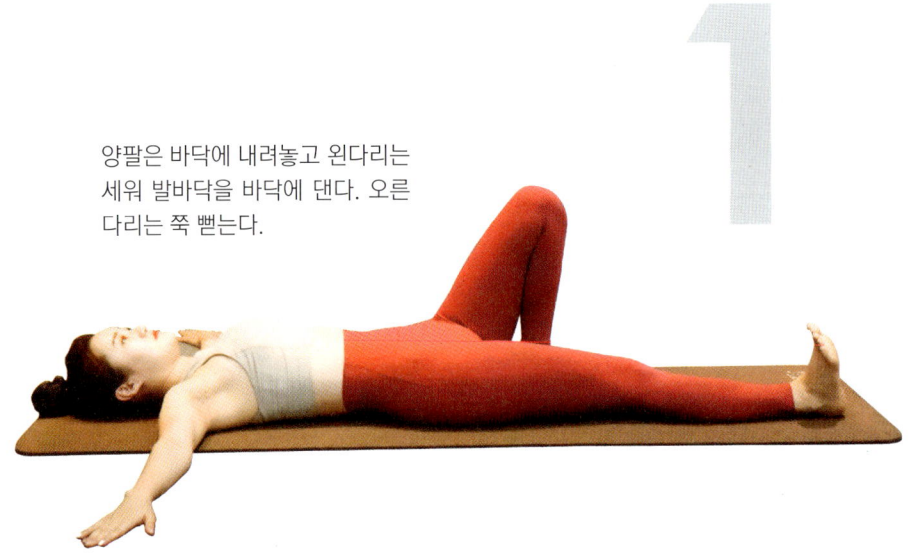

좌우
20회

CHECK

- 몸을 풀지 않은 상태로 킥을 찰 경우 다칠 수 있으니 몸을 먼저 충분히 풀어준다.

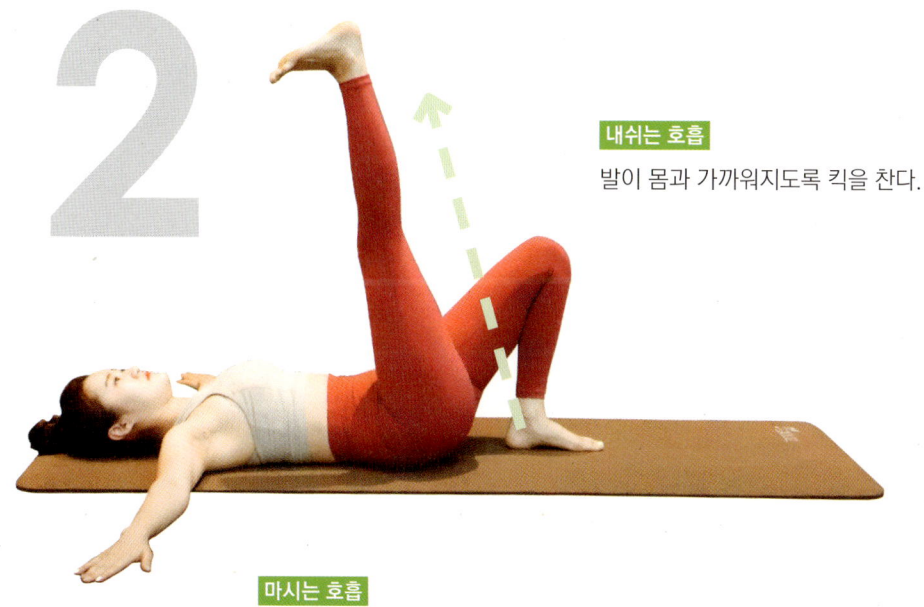

내쉬는 호흡
발이 몸과 가까워지도록 킥을 찬다.

마시는 호흡
1번 자세로 돌아온다.

스트레칭 조이에게 물어보세요

Q 모델로 활동을 하면서 옷이 빛나는 자세를 취하려면 유연성이 중요하다는 생각이 들었어요. 그래서 유연성을 기르기 위해 꾸준히 운동을 했는데 효과가 없었어요. 스트레칭은 다를까요?

A 스트레칭으로 유연성을 먼저 기르고 운동을 하면 효과가 있을 것이라 생각해요. 그리고 키가 큰 탓에 몸이 앞으로 굽어 있어요. 몸의 불균형도 심하고요. 보통 근육이 중립이 아니라 앞으로 발달하기 쉽고 그러면 몸은 더욱 굽어요. 그동안 수축되어 있던 근육을 풀어주면 짧아진 근육이 늘어나 키도 조금 더 클 수 있어요.

Q 불규칙한 생활을 하고 있어서 몸이 항상 찌뿌드드해요. 장거리 비행을 다녀올 때도 많아 오래 서있는 시간이 많고 부종도 심한 편이에요. 스트레칭이 도움이 될까요?

A 스트레칭은 몸의 혈액순환을 도와줘요. 그럼 부종은 많이 해소가 될 거예요. 또 오래 서있으면서 불균형하게 자리 잡은 근육들을 풀어주어서 일할 때 느끼는 찌뿌드드함이 많이 사라지게 될 거예요.

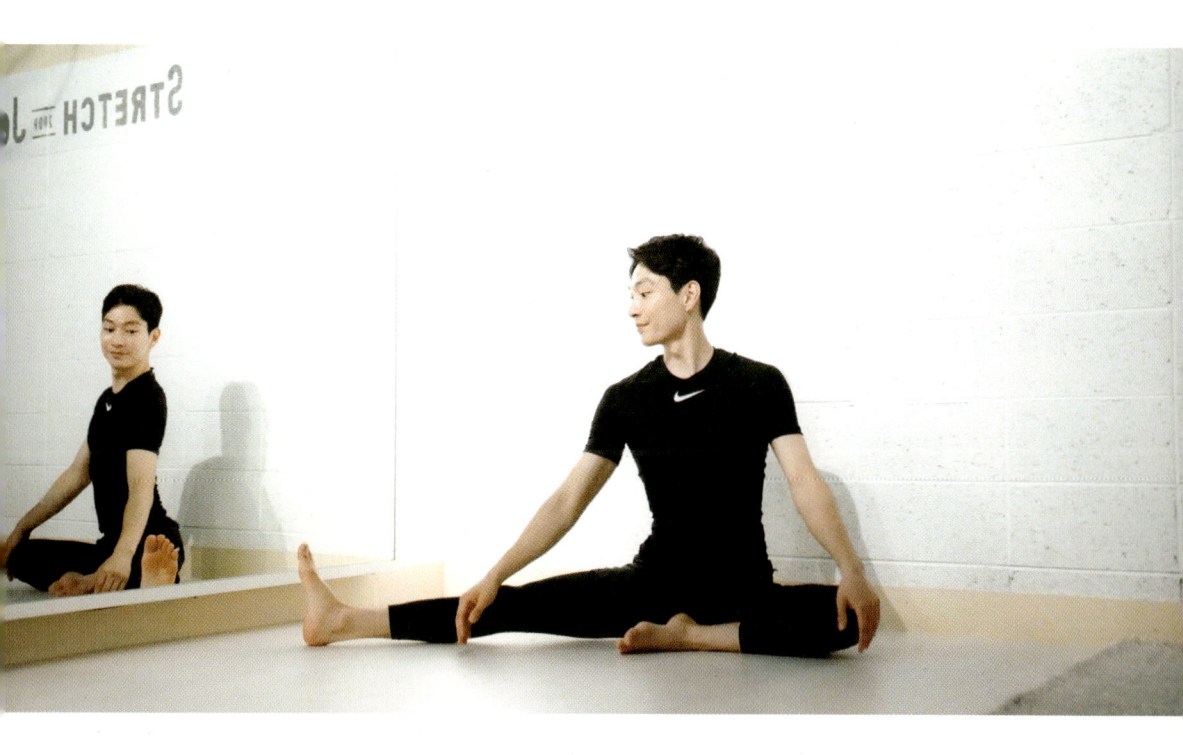

쓸모 있는 몸을 만드는 스트레칭

펴낸날 초판 1쇄 2019년 7월 31일
　　　　 3쇄 2019년 8월 29일

지은이 김성종, 남기민

펴낸이 강진수
편집팀 김은숙, 이가영
디자인 임수현

인 쇄 삼립인쇄㈜

펴낸곳 ㈜북스고 | **출판등록** 제2017-000136호 2017년 11월 23일
주 소 서울시 중구 퇴계로 253 (충무로 5가) 삼오빌딩 705호
전 화 (02) 6403-0042 | **팩 스** (02) 6499-1053

ⓒ 김성종·남기민, 2019

- 이 책은 저작권법에 따라 보호를 받는 저작물이므로 무단 전재와 무단 복제를 금지하며,
  이 책 내용의 전부 또는 일부를 이용하려면 반드시 저작권자와 ㈜북스고의 서면 동의를 받아야 합니다.
- 책값은 뒤표지에 있습니다. 잘못된 책은 바꾸어 드립니다.

ISBN 979-11-89612-32-0 13510

이 도서의 국립중앙도서관 출판예정도서목록(CIP)은 서지정보유통지원시스템 홈페이지(http://seoji.nl.go.kr)와 국가자료종합목록시스템(http://kolis-net.nl.go.kr)에서 이용하실 수 있습니다. (CIP제어번호 : CIP2019028902)

책 출간을 원하시는 분은 이메일 booksgo@naver.com로 간단한 개요와 취지, 연락처 등을 보내주세요.
Booksgo는 건강하고 행복한 삶을 위한 가치 있는 콘텐츠를 만듭니다.